把

BEST

周英/编著

CHOICE

金牌月嫂
请回家②

催乳按摩与母乳喂养专家指导

中国妇女出版社

图书在版编目（CIP）数据

把金牌月嫂请回家.2，催乳按摩与母乳喂养专家指导 / 周英编著. -- 北京：中国妇女出版社，2017.7
ISBN 978-7-5127-1447-2

Ⅰ.①把… Ⅱ.①周… Ⅲ.①催乳—基本知识②母乳喂养—基本知识 Ⅳ.①R271.43②R174

中国版本图书馆CIP数据核字（2017）第109144号

把金牌月嫂请回家②——催乳按摩与母乳喂养专家指导

作　　者：	周　英　编著
责任编辑：	陈经慧
封面设计：	吴晓莉
责任印制：	王卫东
出版发行：	中国妇女出版社
地　　址：	北京市东城区史家胡同甲24号　　邮政编码：100010
电　　话：	（010）65133160（发行部）　　65133161（邮购）
网　　址：	www.womenbooks.cn
法律顾问：	北京天达共和律师事务所
经　　销：	各地新华书店
印　　刷：	北京通州皇家印刷厂
开　　本：	185×235　1/12
印　　张：	17
字　　数：	200千字
版　　次：	2017年7月第1版
印　　次：	2017年7月第1次
书　　号：	ISBN 978-7-5127-1447-2
定　　价：	38.00元

目 录

乳房的生理结构·11

乳汁的分泌与生成·23

一学就会的催乳按摩法·39

产妇乳房常见问题及处理·69

如何给宝宝添加辅食·153

母乳喂养的好处

母乳是妈妈给宝宝最宝贵的礼物

对于宝宝来说，母乳是最理想、最天然的食物，没有任何一种礼物能像母乳一样含有如此丰富的营养。母乳喂养不但经济、卫生，最重要的是安全。它含有多种营养成分，有很多营养成分是配方奶和其他奶类所没有的。特别是初乳，它含有大量的免疫物质，能提高宝宝的免疫力，增强宝宝的抗病能力，使宝宝免受各种疾病的侵扰。

母乳中含有婴儿生长发育所必需的营养成分，尤其是它富含的氨基酸和乳糖等物质，对婴儿的脑部发育有着促进作用。

母亲亲自哺喂孩子，不但能增加母亲和宝宝的身体接触，还能充分唤起母爱，增进母子情感交流。同时，宝宝在吃奶时通过和妈妈的频繁接触，还能使宝宝获得满足感和安全感，使其心情舒畅，对促进其大脑和智力健康发展都极为有利。

1990年，中国卫生部决定将每年的5月20日定为"中国母乳喂养日"，大力提倡母乳喂养，使母乳喂养受到了全社会的关注，母乳喂养率也得到了大幅度的提高。

母乳中的主要营养成分

1.蛋白质

母乳含有促进大脑发育的优质蛋白，母乳蛋白主要由酪蛋白和乳蛋白组成。虽然母乳中蛋白质的含量低于牛奶，但几乎全部都是宝宝能够利用的。母乳中的蛋白质容易被宝宝消化、吸收和利用，同时母乳中的蛋白质还有抑菌作用，可以提高叶酸、维生素B_{12}、维生素D的利用率。同样，母乳喂养的婴儿对铁和锌也吸收得更好。因为婴儿的肝肾功能还未发育完全，长期过量地摄入蛋白质会损伤婴儿的肝肾，所以，母乳中的蛋白质是最适合婴儿的。

2.脂肪

脂肪是很多成人害怕的一种物质，脂肪过多不但会影响美观，还会导致慢性疾病。但脂肪对宝宝来说却是发育的重要营养素。宝宝除了和成人一样有必要的消耗外，还需要生长发育。

3.碳水化合物

母乳中的主要碳水化合物就是乳糖，含量高于牛乳，它是6个月内婴儿热能的主要来源。乳糖除了能提供宝宝生长发育的所需能量外，对婴儿的脑发育也有着促进作用。母乳中所含的乙型乳糖有抑制大肠杆菌生长的作用。肠道内的乳糖还有利于钙的吸收，减少佝偻病的发生。

4.矿物质

母乳中所含矿物质——钙、磷、铁比配方奶的含量要低，但母乳中的这些矿物质被宝宝吸收的可能性却很高。例如，母乳中的铁50%～70%可以被宝宝吸收，而配方奶粉中的铁只能被宝宝吸收20%左右。

母乳中钙的含量虽然不如配方奶多，但母乳中钙和磷的比例却很恰当，母乳中的钙可以很好地被婴儿吸收利用，母乳喂养的婴儿很少出现缺钙的现象。母乳中锌的含量虽然比较低，但其吸收率也很高。

5.维生素

母乳中含维生素A、维生素E、维生素C比较多，而维生素B_1、维生素B_2、维生素B_6、维生素K、叶酸含量较少，但足够满足婴儿生长发育的需求。

6.免疫成分

母乳中含有多种抗细菌、病毒和真菌感染的有益成分，特别是初乳（产后一周之内分泌的乳汁），含有大量抵抗病毒和细菌感染的免疫物质，可以增强婴儿抵抗疾病的能力。母乳喂养的孩子一般来说抗病能力都较强，很少得病，这是其他任何替代乳品都无法实现的。

母乳喂养对宝宝的好处

1.提高免疫力，减少感染性疾病

初乳中有大量的免疫细胞抗体，母乳喂养降低了宝宝细菌感染的概率，母乳能增强新生儿抗疾病的能力，所以母乳喂养儿在6个月以内比人工喂养儿发生肠道、呼吸道及皮肤感染的概率低。

母乳中溶菌素高，巨噬细胞多，可以直接灭菌。乳糖还有助于乳酸杆菌、双歧杆菌生长，乳铁蛋白含量也多，能够有效地抑制大肠杆菌的生长和活性，保护肠黏膜，使黏膜免受细菌侵犯，增强胃肠道的抵抗力。

2.为宝宝提供全面营养

母乳中含有宝宝生长发育所需要的全部营养，是最天然的营养食品，所含的营养素如蛋白质、脂肪、碳水化合物、矿物质和维生素等，含量适中，各种营养素和微量元素的含量对宝宝来说都是最合适的。母乳喂养6个月内的婴儿不需要添加其他任何营养物质。

母乳中还有足够的氨基酸和乳糖等，如牛磺酸，是婴儿大脑发育所必需的氨基酸，其含量是牛奶的10～30倍，对婴儿脑发育有促进作用。

母乳有利于消化。母乳中的酶和其他物质有利于宝宝对营养物质的消化吸收，母乳中含有大量有益菌，有助于阻止有害细菌的生长，防止有害细菌黏附到肠道细胞壁上。

3. 增进母子感情，有助于婴儿情商及智商的发展

母亲在哺喂过程中，通过每次对宝宝的接触、爱抚、目光和语言交流、微笑，潜移默化地在进行母子之间的情感交流，使宝宝得到更多的母爱，增加安全感和愉快感，有助于婴儿的情绪稳定，对宝宝的情商、智力发展都起到很好的作用。母亲自己也会得到很大的精神满足，有利于加深母子间的感情。

4. 安全无菌、经济方便

母乳是由母亲的乳腺直接分泌的，直接喂哺不易污染，无须消毒，而代乳品则在制作、储存过程中及婴儿所用的食具中都存在被污染的可能。因此，母乳喂养的婴儿比人工喂养的婴儿感染的机会更少。

母乳喂养经济、方便，且新鲜、温度适宜，宝宝可以随时吸吮。宝宝一哭，妈妈不必手忙脚乱地冲奶粉，也不用支付每月高额的配方奶费用。尤其是在外出时很方便，不必担心开水供应、奶瓶消毒、喂奶用具的清洁等问题。

5. 预防肥胖

由于母乳营养均衡，且母乳喂养方式不会使宝宝暴食，因此母乳喂养可防止以后的儿童期肥胖。

哈佛大学医学院的科学家们对1500名儿童进行了一项跟踪调查，结果表明，到青春期时，那些出生后用配方奶喂养的婴儿与用母乳喂养半年以上的婴儿相比，前者体重过胖的比例比后者高出20%，虽然后天的家庭饮食习惯可以造成婴儿发育过程中较大的差异，但科学家们认为母乳喂养的婴儿长大后不易发胖。

研究表明，吃母乳的新生儿，成年以后患心血管疾病、糖尿病的概率大大降低。

6.降低过敏风险

现在过敏体质的婴儿越来越多，除了遗传、环境的影响外，研究发现，母乳喂养6个月或更长时间，能够有效预防宝宝对辅食过敏或者呼吸道过敏。

婴儿在6个月以内是食物过敏的高发阶段，如果宝宝在未满6个月就添加辅食的话，将会增加宝宝过敏的风险。

另一项对早产儿喂养的研究发现，那些有过敏史的家庭如果对早产儿实施母乳喂养，那么宝宝患湿疹的概率往往低于那些人工喂养的早产儿。

母乳喂养对妈妈的好处

1.有助于子宫复原

宝宝的吸吮会刺激下丘脑而产生催乳素，可以促进子宫的收缩，帮助子宫恢复到孕前的大小。由于子宫恢复较快，产后出血的情况自然也会减少。哺乳妈妈的子宫复原比不哺乳的妈妈更加迅速、彻底。

2.有助于产后体形的恢复

母乳喂养可有效地消耗怀孕时累积的脂肪，可促进身材的恢复，并避免产后肥胖。哺乳期佩戴合适的纯棉胸罩可使乳房丰满，避免乳房下垂。

3.降低妈妈患乳腺癌和卵巢癌的危险

婴儿对乳房的反复吸吮,可以使乳腺管畅通,降低乳腺癌的发病率。哺乳对乳腺起到保护作用,乳腺增生的发病率也会减少,即使原来就有乳腺增生的妈妈在哺乳后也能缓解。

女性一生中有两个乳腺癌发病高峰期,25～35岁为第一高峰期,55～65岁为第二高峰期。

相关研究表明,有过哺乳经历的女性患乳腺癌的概率会低于从未哺乳的女性。与从未哺乳的妈妈相比,哺乳时间超过3个月以上的妈妈,患乳腺癌的概率要减少1/3。

有研究认为,哺乳期闭经有助于减少卵巢癌的发生率,降低患卵巢癌的风险。

4.推迟更年期的到来

女性一生中的卵子是有限的,如果采用纯母乳喂养,可以抑制排卵,产生哺乳闭经期,达到节约卵子的目的,推迟更年期,让妈妈们更长久地保持年轻美丽。

5.哺乳有利于母亲身体放松,心情愉快

凡是观察过哺乳妈妈的人都会发现,喂奶中的妈妈非常安详,宝宝也往往吃着吃着就安静地睡着了,好像两个人都服用了天然镇静剂。事实也正是如此。母乳中含有一种天然促进睡眠的蛋白质,能让宝宝安然入睡;而宝宝的吸吮动作也会使妈妈体内分泌有助于放松的激素。许多工作繁忙的母亲都反映,忙碌一天之后,喂奶能够让自己放松下来,劳累疲乏的感觉会随之自然消失。

哺乳同时又是一件让妈妈感到愉快的事情，母爱随着乳汁输送到宝宝的小嘴里，宝宝的脸蛋变得光泽红润，妈妈的心里也会升起难以比拟的自豪感。妈妈通过哺喂母乳，能够更加细腻地了解自己的身体，也能够更加深刻地体会妈妈这一角色所带来的满足感。

母乳喂养对家庭及社会的好处

- 经济：节省时间、减少支出、降低浪费。

- 方便：随时供应，省时省力，减少污染。

- 省心：母乳喂养的宝宝更健康，让父母有更充足的精力应付紧张的工作。

- 母乳喂养的孩子身体素质好，不易患病，有利于提高全民身体素质。

- 母乳喂养的母亲对婴儿特有的情感交流，有助于小儿智力、社交能力的发育，有助于家庭和睦、社会安定。

乳房的生理结构

乳房的外部结构

乳房的外部结构主要分为三部分，乳头、乳晕和乳房体。

1.乳头

乳头位于整个乳房的正中心位置，是乳腺集中处，是母亲授乳的伟大器官。正常乳头呈筒状或圆锥状，两侧对称，表面呈粉红色或棕色。

正常乳头的长度一般为0.8厘米～1.5厘米。乳头是乳腺管的开口处，一般来说，女性的乳头和乳腺发育各有不同，乳头的颜色也有许多差别。

2.乳晕

乳晕是乳头周围皮肤色素较深的环形区。乳晕的直径为3厘米～4厘米，色泽各异，青春期呈玫瑰红色，在妊娠中期受雌性激素的影响，乳晕会因色素沉淀而变成深褐色。

对于不同的女性个体，乳晕的大小和色泽也有较大差异。一般白皮肤的人乳晕呈淡巧克力色，黄、黑皮肤的人乳晕颜色较深。

3.乳房体

乳房体的主要结构为皮肤、皮下组织和乳腺体。

乳房是女性性成熟的重要标志，也是分泌乳汁、哺育后代的器官。乳房的大小和泌乳没有直接关系。有的产妇乳房很大，但却没有多少乳汁，有的产妇乳房很小，但乳汁却很多。这是因为乳房内只有腺体有分泌乳汁的作用。即使乳房再大，但能分泌乳汁的腺体很少，它也不会分泌太多的乳汁；相反，即使乳房再小，只要分泌乳汁的腺体多，就会分泌出很多的乳汁。

哺乳期间，乳房会有形态改变，停止哺乳后，会逐渐恢复。

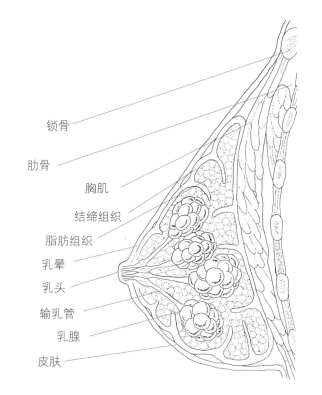

锁骨
肋骨
胸肌
结缔组织
脂肪组织
乳晕
乳头
输乳管
乳腺
皮肤

乳房的内部结构

乳房主要由输乳孔、输乳管窦、乳腺管、乳腺小叶和腺泡组成。

乳房内部结构犹如一棵倒着生长的小树，"树根"就是乳头，"树枝"就是输入管，而乳腺和腺泡就是"树叶"，就像树枝与树叶连接布满整个乳房。

乳腺体由许多腺泡（也叫乳小叶）、小乳管、大乳管（也就是乳腺管）组成。腺泡是分泌乳汁的场所，腺泡间有小的输乳管相通，无数个小乳管将分泌的乳汁汇集到10～15根乳腺管，并通向乳头的开口处。

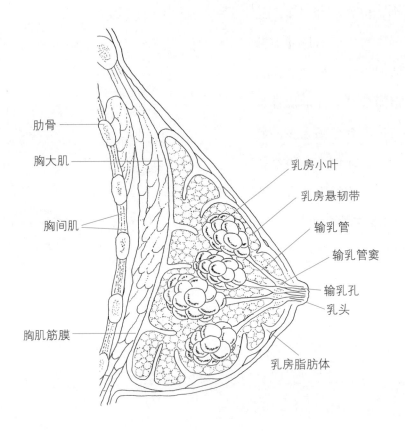

肋骨

胸大肌

胸间肌

胸肌筋膜

乳房小叶

乳房悬韧带

输乳管

输乳管窦

输乳孔

乳头

乳房脂肪体

　　输乳管在乳头根部会有所扩张，这里称为乳窦，位于乳晕部位，可储存乳汁。

　　腺泡（腺叶）—小乳管—乳腺管—输乳管窦—输入孔，这就是从分泌乳汁到哺喂宝宝的全过程。

　　另外，乳房的脂肪组织是决定胸部大小的关键，包围在乳腺周围的就是脂肪组织，用来保护制造乳汁的乳腺组织。乳房中90%是脂肪，脂肪组织的多少是决定胸部大小及形状的关键，胸部大小与乳汁多少无关。

乳房畸形的种类有哪些

1.副乳

副乳就是多出来的"乳房"。人在胚胎时期，会在腋下至腹股沟之间长出数对乳腺，除胸前的一对继续发育并保留外，其余的乳腺都会相继退化。但如果发育出现异常，应该退化的乳腺没有退化完全就会形成副乳。有的副乳是肿胀、隆起的一堆软肉，有些则像真的乳房。副乳一般长在腋窝，乳房上下内侧，也有发生在腹部、腹股沟等特别部位。

副乳表现为有乳腺组织但无乳头，多为双侧发生，也有单侧发生的。通常副乳大小不一，多数没有特殊感觉，部分病例在月经来潮前有胀痛感，月经来后胀痛感消失。副乳在妊娠、哺乳期变化较为明显。通常妊娠期、哺乳期副乳会明显增大，甚至分泌乳汁。

副乳通常分为完全型副乳与不完全型副乳。

○ 完全型副乳

与正常乳房一样有完整乳腺，有的还包括乳头、乳晕。这种副乳会随着月经来潮、妊娠期而发生周期变化或泌乳。

○ 不完全型副乳

与完全型副乳的区别就是没有乳腺，但是有可能有乳头、乳晕，不过并不会出现随激素变化而变化或泌乳的现象。

这类副乳多是因为后天内衣穿着不当、脂肪堆积等原因形成。

副乳的危害

有些人觉得副乳就是由于肥胖、穿衣不当造成的，不知道还有先天性副乳一说，更不清楚其有严重的危害。

● 影响美观

这一点是众所周知的，不管是先天性副乳，还是后天性副乳，都严重影响了外表美观，尤其是穿泳衣、吊带装等暴露腋窝的衣服，造成女性的自卑心理。

● 疼痛及炎症

完全型副乳因为有乳腺会发生增生现象，常伴有硬块，还会出现肿胀、触痛感，尤其是在经期前。还可能引起急性、慢性淋巴结炎。

● 癌变可能

完全型副乳出现增生炎症的情况较正常乳房出现的概率高，可能发生病变，并有发展成乳腺癌的可能。

当女性的副乳出现以下情况时，应尽早去医院诊治。

● 明确副乳内有肿瘤或恶变。

● 随月经周期变化，胀痛症状明显。

● 副乳明显，严重影响社交活动及生活质量。

2.乳房不对称

乳房不对称也是较为常见的乳房畸形。轻度的不对称是一种正常现象，但如果两侧明显的不对称，特别是一侧小乳房，一侧巨乳，就是一种罕见的先天性畸形。

现在也有很多女性乳房不对称，比如，两侧乳房一侧大一些，另一侧小一些；一侧乳头正常，一侧平乳头或内陷。只要没有感到不舒服，都是正常的。但如果特别明显，比如一侧特别大，一侧特别小，那就要到医院做手术治疗了。

乳房不对称分为先天性不对称和后天性不对称。先天性不对称一般是在胚胎发育的时候，也就是在妈妈肚子里的时候，就有一侧乳房发育异常。或者是在青春期乳房发育的时候，由于体内激素导致，一侧乳房发育过快，一侧发育过缓。

后天性不对称一般都是哺乳时产生的，比如平时习惯喂一侧乳房，或者喂奶的姿势、方式不正确。另外，断奶后，乳腺组织萎缩更严重，也会导致两侧乳房不对称。所以在给宝宝喂奶时，一定要注意两侧乳房均匀喂奶。

3.巨乳症

巨乳症通常表现为：乳房巨大，体积超过了正常人的数倍；伴有明显的下垂，严重的乳房可下垂至肚脐；体形臃肿，行动不便，肩部、背部酸痛，平卧时有胸部压迫感，乳房下皮肤糜烂等。

巨乳一般都是因为体内的雌性激素分泌过多，从而导致乳房内的乳腺组织或脂肪组织出现过度增生，造成乳房过大，与身体不成比例。

很多患有巨乳症的女性在怀孕前就已做了缩小手术治疗，一般对泌乳功能的影响不大。

有的女性原本乳房就偏大，怀孕后越来越大，产乳后变得更大，严重的乳头都能垂到肚脐下。像这种情况一般不用做手术，因为在怀孕及哺乳期乳房会自然性增大，这是一种生理性改变，断奶后就会慢慢缩小，甚至会比原来还小，但会下垂。如果想让乳房更美观的话，也可以去做缩乳手术，但要在断奶后至少半年以上才可以做。

4.小乳症

小乳症是指乳房体积过小、胸部平坦，乳房过小可能是因为体质因素造成的，也可能是因为营养不良造成的。一般来讲，身材胖一些的女性，由于脂肪组织较多，乳房也会大一些；而身材偏瘦的女性，乳房就会比较小。不论是什么原因引起的小乳症，一般不会影响生育和哺乳。

5.乳头内陷

乳头凹陷多半是先天性畸形，由乳头及乳晕内的平滑肌发育不良所致。

当然，也有后天的原因，比如乳头乳房感染、外伤、肿瘤、手术造成的。

乳头凹陷有深有浅，可分为三类：一类为乳头轻度凹陷，可以通过牵拉手法拉出来，拉出的乳头大小与正常乳头差不多；二类是乳头完全凹陷在乳晕当中，通过牵拉乳头也能出来，只是比正常乳头要平一些；三类是乳头完全埋在乳晕下面，陷得比较深，这种类型是没办法将乳头拉出来的，只能借助乳头矫正器、乳头牵引器进行牵拉。

6.扁平乳头（小乳头）

扁平乳头是指乳头的长度较短，不够突出，都在0.5厘米以下。正常乳头为0.5厘米~1.3厘米，小于0.5厘米属于小乳头，也是扁平乳头。

7. 巨大乳头

正常乳头最大直径为1.3厘米，超过1.3厘米都属于大乳头，达到2.5厘米以上那就是巨大乳头。

乳头太大会给哺乳造成麻烦。有的乳头就像一颗大葡萄似的，孩子吃奶很费劲，含不到乳晕小嘴就被塞满了，吸奶的时候也比较容易伤到乳头。还有的孩子刚出生的时候根本含不住，很费劲地含到嘴里以后把嘴巴全撑满了根本没有吸吮的空间了。

像这种情况就只好用吸奶器把奶吸到奶瓶里喂了，或者先用乳盾，等宝宝大一点就能吸住乳头了。

乳房的发育及生理变化

1. 青春期

初潮前2～3年乳腺开始发育，月经来潮是性器官和乳腺完全成熟的标志，乳晕的周径逐渐变大，颜色变深，乳房开始突出，乳头凸出与乳晕分开。

10岁以前，男孩、女孩的乳房外观没什么差别，都很小，只是稍微有点突出，这个时期女孩的乳房是处于休眠状态的，一般不需要特殊的保护。

到了青春期，乳房的乳腺及其周围的脂肪组织开始发育，随着年龄的增长，乳腺组织不断发育，乳房继续增大，一般在17岁左右乳房的发育已接近成熟。不过，女孩乳房的发育也有个体差异，有的八九岁就开始发育了，有的女孩要到16岁，甚至更大些才开始发育。

遗传因素、个人对激素的敏感性及营养状况等，都会影响到女孩乳房的发育。

2. 月经周期

乳房的大小会随着激素水平的变化而变化。在月经期前3～4天，乳房会变大且许多女性的乳房有胀痛感。这是由于体内的雌激素水平升高，腺泡组织水肿引起乳房胀痛。月经来潮后，雌激素水平下降，腺泡的体积缩小，水肿消退，乳房变小变软，胀痛感就会消失。这种情况属于正常的生理现象。

3. 妊娠期

自妊娠8周起，在雌激素、孕激素的作用下，乳房逐渐增大，而且会在整个孕期不断增大。孕妇会感觉乳房轻度胀痛，乳头增大、刺痛、乳头及周围乳晕颜色变深。

另外，乳房表皮正下方会出现静脉曲张，能看到乳房皮肤下的血管，到了28周以后，还会分泌少量白色乳汁，轻轻挤压乳头还能产生稀薄的初乳。

乳房的增大，是在雌激素和孕激素共同作用下使乳腺发育增生的结果。同时乳房的血管、淋巴管、结缔组织及脂肪都增加，其血流量也成倍增长。乳房这一系列变化都是在为乳汁分泌而做准备。

4. 哺乳期

在产后的2～3天，产妇的乳房在催乳素的作用下，会出现迅速胀大，产妇会感觉非常胀痛。在通过疏通按摩和新生儿吸吮后，即可分泌出"初乳"。

若产后不哺乳，数日后乳腺可迅速退化，断乳约3个月后，乳腺恢复到哺乳前状态。

5.绝经期

绝经是卵巢功能衰退的一种表现，女性一般在50岁左右进入绝经期。女性进入绝经期，由于卵巢分泌的雌激素和孕激素明显减少，乳房缺乏雌激素的刺激而逐渐萎缩，腺体逐渐退化，被脂肪组织所代替。随着年龄的增大，外观上来看，乳房也是松弛、下垂、扁平的。

乳汁的分泌与生成

乳汁是怎样产生的

　　宝宝一出生，妈妈的乳房就开始进入泌乳状态，乳腺分泌乳汁称为泌乳，授乳给婴儿称为哺乳。

　　乳汁主要是催乳素增加的结果，在妊娠期，催乳素、孕激素、雌激素等竞争乳腺细胞受体，因雌激素、孕激素偏高，催乳素失去效力，因此在孕期乳房不分泌乳汁。当胎儿娩出、胎盘剥离后，雌激素和孕激素水平骤然下降，脑下垂体开始分泌泌乳素，促使腺泡分泌乳汁。这时产妇开始有乳房胀满感，但乳汁不会自动排出，要使哺乳成功还需通过泌乳反射和排乳反射来完成。

　　催乳素的分泌又受下丘脑的控制，按摩和吸吮乳头的动作，会刺激下丘脑，引起催乳素的分泌。

乳汁分泌全过程

　　奶水的多少由婴儿吸吮的情形而决定。当宝宝吸吮妈妈的乳头时，宝宝的吸吮会刺激妈妈体内产生两种激素——催乳素及催产素。

　　乳汁是以血液中各种营养物质为原料，在乳腺细胞中生成，分泌到腺泡内，这就是乳汁的分泌过程；腺泡中的乳汁，通过乳腺管和输乳孔流向体外，这一过程叫作排乳；乳汁分泌和排乳这两个性质不同而又相互联系的过程合称泌乳。

　　产后2～3天，乳房开始分泌乳汁，乳房变得膨胀，静脉充盈，压痛明显，有少量初乳分泌。

婴儿吸吮越多，乳汁分泌得越多。如果宝宝对母乳的需求量超过妈妈现有的产量，那么他会吃得更加频繁，努力地吸吮以产生更多的奶水。催产素使乳腺细胞和乳腺管周围的小肌肉细胞收缩，将乳腺泡中的乳汁压向乳导管，到达乳窦并暂时储存。当再刺激乳头时，乳汁就像喷泉一样喷出，这称作"喷乳"反应，这也是妈妈为什么在刚开始喂奶时乳房内会有一种麻麻酥酥的感觉。

母乳制造是一个最好的供需原理。在刚开始时，妈妈的身体不知道宝宝需要多少奶水。在哺乳一段时间以后，妈妈的身体便可以做适当的调整，来配合婴儿所需。

为了让乳汁高效地排出，宝宝的嘴巴必须含住乳晕，这样才能有效地吸吮，而且不会伤害到妈妈的乳头。

母乳各阶段的成分及营养

1.初乳

产后7天内所分泌的乳汁为初乳，乳汁黏稠，呈黄色或淡黄色。初乳脂肪含量少，矿物质含量高，蛋白质含量多（大部分是免疫球蛋白），它能保护宝宝免受细菌和病毒的感染。初乳中还含有大量的抗体和白细胞，是新生儿抵抗各种疾病的保护伞。因此，初乳是母乳中最宝贵的乳汁，千万不要挤掉，应全部喂给宝宝。

2. 过渡乳

产后7～14天所分泌的乳汁为过渡乳，呈黄白色，此阶段母乳中蛋白质的含量逐渐减少，脂肪、乳糖的含量逐渐增加。这是初乳向成熟乳的过渡。

3. 成熟乳

产后14天以后所分泌的乳汁为成熟乳，乳汁呈白色，泌乳量增加，其中脂肪含量增加到最高度，蛋白质含量虽然少于初乳，但各种蛋白质、脂肪、碳水化合物、维生素、微量元素丰富，乳汁的营养成分适合此时期新生儿的生长发育。

4. 晚乳

量渐少，成分渐差，不能满足宝宝的需求。

前奶和后奶的区别

一般将乳汁分为前奶和后奶，两者所含营养成分也有所不同。

1. 前奶

喂奶时，宝宝先吸出来的奶叫"前奶"。前奶外观较稀薄，富含水分、蛋白质。

吃了大量的前奶，宝宝就得到了所需要的水分和蛋白质，因而纯母乳喂养的宝宝，在出生后4个月内一般不需要额外补水。

2. 后奶

前奶以后的乳汁，称为"后奶"。后奶外观色白并比较浓稠，富含脂肪、乳糖和其他营养素，并提供许多热量，使婴儿有饱腹感。

因此，哺乳时切不可将开始的前乳挤掉，也不可未喂完一侧又换另一侧，应该让婴儿尽量吃，既吃到前奶又吃到后奶，这样才能为婴儿提供全面的营养。

母乳在不同情况下的变化

母乳并不是一成不变的，它有正常的波动，也会因饮食而发生变化。比如：妈妈在哺乳期间吃了辛辣的食物，宝宝就会上火；妈妈吃了寒凉的食物，宝宝就会腹泻；妈妈吃了过多的巧克力或咖啡，宝宝就会不易入睡和哭闹不安；妈妈生气发怒后，体内就分泌出有害物质，宝宝吃了这样的母乳，会变得烦躁，莫名其妙地啼哭等。

以上说明，妈妈的饮食、情绪、身体状况等都会影响到乳汁的质量，分泌系统也会受到影响，进而直接影响到宝宝的身体健康。

为什么有的新妈妈会缺乳

总有一部分妈妈为产后母乳不足、少乳现象发愁，毕竟乳汁是宝宝最好的

"食粮"。为什么有的妈妈会有缺乳、少乳甚至无乳的情况呢？

20世纪60年代，我国经过了三年自然灾害，生活条件很差，因此当时产妇缺乳者居多。而如今人民生活水平大大提高，但是产妇缺乳者也不少见，并且，这种现象在城市表现得更为突出。为何在物质生活如此丰富的年代，产妇还会出现缺乳现象呢？究其原因，有以下几个方面。

第一，精神因素的影响。随着经济的迅速发展，现代生活的节奏加快，紧张的工作环境，繁杂的人际关系，往往使人的情绪产生了极大的波动，烦躁、忧愁、郁闷、愤怒等情绪随时都可能发生。这些因素可以通过产妇的大脑皮层影响垂体的活动，从而抑制催乳素的分泌，使产妇出现乳汁缺乏。

第二，内分泌的作用。女性垂体分泌的催乳素，它的作用是使已经发育成熟的乳腺分泌乳汁，并维持其分泌活动。当今社会，新妈妈受精神因素的刺激，环境污染的影响，各种疾病的困扰，这些都会影响垂体的活动，从而抑制催乳素的分泌，导致产妇缺乳。

第三，饮食结构的改变也会造成产妇缺乳。目前，许多女性为追求身材苗条，改变了饮食习惯。一般都吃得很少，而且强调多吃水果和蔬菜。这种偏食现象往往会导致体内蛋白质、脂肪等营养物质的缺乏，当然乳汁也不会多了。

第四，有些新妈妈对哺乳缺乏正确的认识，生怕哺乳后影响形体的美观，本身就不想给孩子喂奶，即使勉强给孩子喂奶，次数也相对减少，使新妈妈的乳房缺少吸吮的刺激，因而造成乳汁越来越少。

另外，有关专家认为，产妇缺乳与乳罩有一定的关系。现代女性习惯使用乳罩，如果产前使用乳罩太小，限制了乳房的发育，产后就可能产生缺乳现象。还有，乳罩中的一些纤维物质，对乳房分泌乳汁也会有一定的影响。

日本医学界前谷西克教授，对150多名缺乳或少乳的哺乳期妇女，以按摩取其乳汁，用现代化的扫描电子显微镜分析，发现乳汁中有极细的羊毛、化纤和棉织品者占受检人群的80%以上！研究人员解释，纤维堵塞了乳腺管，使乳汁排出不畅，抑制了乳汁的分泌，导致产妇乳汁分泌和排泄不畅，出现少乳、缺乳或无乳的现象。

为了避免这种情况的发生，孕妇在怀孕期间要注意以下几点：

● 孕期不要戴过紧的乳罩。

● 最好选用棉织品的乳罩，不要将化纤衣服贴身穿或在乳罩外直接穿着毛类衣服，以免纤维摩擦脱落，进入乳管。

● 不要穿太旧的内衣和乳罩，内衣和乳罩脏了要及时换洗，切勿将乳罩与其他衣服放进洗衣机内混洗。

● 每次换用乳罩前要将其内侧的灰尘、纤维去净。

● 孕期坚持擦洗、按摩乳房，注意乳头卫生。

孕期乳房按摩

1. 孕早期

○ 环形胸部按摩法

孕早期孕妈妈的胸部可能会出现胀痛、刺痒的感觉，孕妈妈可以自己对乳房进行环形胸部按摩法。将手轻轻放在胸部的上方、下方，五指并拢，用画小圆圈的方式向前推移，直至按摩整个乳房。这样循环下去按摩乳房。

2. 孕中期

○ 用温水清洁胸部

到了孕中期，孕妈妈可以每天用温水和干净的毛巾清洗一次乳头，注意要将乳头上的分泌物清洗干净。清洗干净后可以在乳头上适当抹点婴儿油，这样可增加胸部的弹性。

○ 指压式胸部按摩法

有的女性在怀孕期间会遇到乳头内陷的问题，如果想要乳头变得坚挺些，可以这样做：将两个大拇指放在靠近凹陷乳头的部位，然后适度用力下压乳房，以突出乳头。然后再逐渐从乳晕的位置向外推。每天早上或睡觉前做4~5次。

注意在纠正内陷乳头时，应该将两只手洗干净，指甲修剪整齐，不要留长指甲，以免划伤胸部。

3. 孕晚期

○ 螺旋式按摩法

孕妈妈可以用一只手托住乳房，用另一只手的食指、中指放在乳房上方，用画小圆圈的方式向乳房根部方向按摩。接着再对乳房的侧面及下方进行按摩。这样按摩乳房，不仅可以舒缓疲劳的胸部肌肉，还可以疏通乳腺等组织，为产后哺乳分泌乳汁做好准备。

母乳不足的原因

缺乳的原因有很多，最主要的因素有以下几种：

1.乳量的多少与乳房的腺体组织有关

乳房主要由脂肪、结缔组织和腺体组成，只有腺体组织才有分泌乳汁的作用。所以，泌乳量的多少与乳房的大小、形态无直接关系。乳房外形发育得再好，但有分泌乳汁功能的腺体组织却很少，自然就不会分泌太多的乳汁。相反，即便乳房体积很小，但腺体组织很多，也会分泌出很多的乳汁。

2.与乳腺管是否畅通有关

乳腺管是乳汁的排泄通道，如果不畅通会影响乳汁分泌，这种缺乳的因素通过按摩手法疏通即可解决。

3.与饮食调理有关

如果说产前营养是为了母体健康和胎儿发育，那么产后营养就是为了母体康复和婴儿成长，两者同样重要。

因产妇在生产过程中耗费了大量的能量，分娩后身体都会非常虚弱，需要一段时间的饮食调理身体才能恢复，所以，新妈妈应该在膳食均衡的基础上多喝一些能促进乳汁分泌的汤类，以增加奶量和提高奶的质量，以满足婴儿的营养需求。

4. 与宝宝是否吸吮有关

吸吮是宝宝的本能动作，新生儿吸吮刺激越早，乳汁分泌就越早。现在提倡新生儿出生后半小时就开始吸吮妈妈的乳房，虽然此时妈妈还没有开始分泌乳汁，但这种刺激却给中枢神经一个信号，宝宝需要吃奶，应该分泌乳汁了。通过这种反复多次的刺激，也是决定母乳量的关键所在。早接触、早吸吮、早开奶都有利于提高母婴的喂养率。

有些妈妈限制哺喂的次数，或者每次哺乳时间过短等，都会造成奶量的减少。事实上，母乳喂养可以不定时、不定量，按需哺乳，宝宝饿了就可以吃，每次哺喂的时间也应由宝宝自己来决定。

5. 与喂养方法有关

哺喂宝宝时，要左右乳房轮换着喂，吸空一侧乳房后再换另一侧喂，下次喂奶时要先给宝宝吃上次没吃空的那一侧。如果母乳量充足，宝宝一般在10～15分钟就能吃饱。如果宝宝吃饱后乳房还有很多乳汁，应把剩余的乳汁挤出来或用吸奶器吸出来，不要让乳汁在乳房中积存。因为如果乳房里常有剩余的乳汁会使泌乳量越来越少，而且容易发生乳腺炎。

6. 与精神因素有关

哺乳期如果有焦虑、烦躁、恐惧、不安等情绪变化，会通过神经反射而影响乳汁的分泌，为了能让宝宝吃到天然营养的乳汁，新妈妈要保持心情愉快，睡眠充足。

7. 与身体因素有关

身体健康是妈妈给宝宝哺乳最基本的条件，如果新妈妈有严重的贫血，或生产时失血过多，或发生产后感染等，都会导致自身营养缺乏，很难维持正常哺乳。

8. 过早添加配方奶或其他食品

这是造成奶水不足的主要原因之一。由于宝宝已经吃了其他食物，并不感觉饥饿，便自动减少吸奶的时间，如此一来，乳汁便会自动调节减少产量。

导致泌乳减少的心理因素

概括起来讲，导致泌乳减少的心理方面的因素主要有以下几点：

1. 不顺利的分娩

分娩过程不顺利，或分娩方式不是自己预想的方式，再加上新妈妈分娩时心理压力大，体力消耗也很大，身心疲惫。由此引起情绪波动，郁郁寡欢，对待宝宝和家人态度消极。情绪上的变化会影响乳汁分泌。

2. 伤口疼痛

会阴侧切、剖宫产手术造成伤口疼痛而使产妇得不到充分的休息。伤口疼痛会影响产妇母乳喂养的信心和姿势，以致在分娩后的第一时间婴儿觅乳本能没有得到充分的发挥，造成产后哺乳困难；缺乏专业的母乳喂养姿势的指导，喂奶时腰酸背痛、心情急躁，影响乳汁分泌，使泌乳减少。

3. 不适应角色

完美主义的女性对产后当母亲的期望过高以致不现实。比如照顾宝宝时白天和黑夜混淆颠倒，频繁喂奶，得不到充分的休息，睡眠严重不足等，这些产后生活的变化和能量消耗超出了新妈妈的体能、精神和情绪的承受能力，以至于产妇常常感到精疲力竭，无法适应产后生活，很难进入妈妈的角色，对宝宝缺乏爱心，对母乳喂养态度消极。

4. 心理因素引起的体内激素变化

分娩后，新妈妈的雌激素、孕激素急剧下降，会引起产妇一些情绪上的变化，有10%～20%会患上产后抑郁，经常出现生气、忧虑、对哺乳婴儿信心不足等不良心理因素。产后抑郁可影响下丘脑和垂体功能，从而减少或抑制催乳素的分泌，使泌乳量减少。

5. 错误观念

有些新妈妈因担心母乳喂养后乳房会变形，影响身材美观，从而拒绝哺乳，这些会对泌乳产生负面的心理暗示而使泌乳量减少。同时，由于不让婴儿频繁吸吮，泌乳反射得不到刺激，也会减少泌乳。

6.不良的家庭环境

产妇想用母乳喂养宝宝，但家庭里的母乳喂养环境不好，家庭成员对母乳喂养缺乏正确的认识，不接受母乳喂养的一些新观念，不支持母乳喂养。比如，把宝宝遇到的各种问题，例如：肠痉挛、拉肚子、夜里睡不踏实、体重增长缓慢，归结于母乳喂养；月子里婆媳关系不和谐，新爸爸、新妈妈往往与老人的育儿理念不一致导致家庭关系不和谐，直接影响产妇的心情。这也是泌乳减少的原因之一。

7.缺乏育儿经验

新妈妈对于宝宝成长过程中出现的状况，例如吐奶、黄疸、湿疹、大小便的量和体重的增长是否达标等过度担心，对自己能否胜任育儿工作产生焦虑、失眠、恐惧心理。

8.乳头异常

有些新妈妈乳头凹陷、乳头扁平，便存在自卑心理，担心宝宝不能正确地含接乳头，对母乳喂养信心不足，再加上缺乏专业的指导，开奶不顺利，产生自责、自卑的心理。特别是有的新妈妈经过哺乳尝试暂时失败后，就产生精神紧张、忧虑等不良情绪，有些甚至认为自己不能进行母乳喂养。这些不良情绪和不自信的想法影响了乳汁的分泌。

促进乳汁分泌的技巧

1. 做到"三早"

宝宝出生后，应尽早进行哺乳，要保证宝宝在出生后半小时就开始吸吮乳头，婴儿的吸吮可刺激、引起反射性乳汁分泌。

乳汁的产生是由神经和激素调节控制的，需要宝宝的吸吮使乳头神经末梢受到刺激，通知大脑快速分泌催乳素，从而使乳汁大量泌出。

2. 按需喂奶，排空乳房

新生儿吸吮乳汁能力弱，数分钟后已经疲劳，乳汁不能吸净。因此，新生儿不需规定时间喂哺。鼓励新生儿与产妇同室，婴儿何时需要何时喂哺。

产妇喂哺婴儿时要先把一侧乳房吸空，然后再吸另一侧。如果婴儿吸不净时，要用吸奶器把剩余的乳汁吸尽。乳房有胀满感时，即使婴儿不吃奶，也应把乳汁吸净，否则不仅不利于乳腺分泌，还容易阻塞乳腺管引起乳腺炎。乳汁不是越积越多，而是必须每次将乳汁吸空，才能分泌更多的乳汁。

3. 保证睡眠充足、心情愉快

妈妈过于疲倦或睡眠不足都会影响乳汁的分泌，哺乳妈妈一定要注意休息。白天可以让家人帮忙照看一下宝宝，自己抓紧时间睡个午觉，或者尽量做到和宝宝同步休息，争取有更多的睡眠时间。保证足够的睡眠是保证母乳充足的最有效办法。

母乳是否充足与新妈妈的心理因素及情绪、情感关系也极为密切。所以，新妈妈要以平和、愉快的心态面对生活中的一切。家庭成员在这个时期要多照顾新妈妈，多陪伴、鼓励新妈妈。

4.满足营养需要

乳汁的分泌需要足够的营养与水分，否则会影响乳汁的质与量，所以产妇应注意饮食营养。特别要保证食物有优质的蛋白质，足够的热能，丰富的维生素以及钙、铁等矿物质。产妇应不挑食、不偏食，既要多吃鱼、肉、禽、蛋、奶制品及豆制品，也要多吃新鲜蔬菜和水果，还要多饮汤水。

不要大量食用韭菜、茴香、花椒、麦乳精等，这些食物有回奶的作用。有条件的话，新妈妈可每天喝新鲜牛奶。

5.树立成功喂养的信心

调查资料表明，有信心自己喂哺者，一定会成功。上海市儿童医院曾做过一次小试验。将产妇分成三组：对甲组反复宣传母乳喂养好，让其树立信心；对乙组除宣传外，还供给营养品；对丙组只供给营养品而不进行宣传。3个月后发现，甲、乙组结果相同，对丙组虽然提供了营养品，但喂哺却没能成功。刚宣传时，有的产妇曾忧虑乳汁不足，经过反复宣传，树立了信心，乳汁越来越多，最后喂哺获得了成功。

6.开奶、按摩催乳

通过中医穴位按摩乳房，可促进局部毛细血管扩张，促进血液循环，有利于乳汁的分泌和排出，减少乳汁淤积，使乳腺通畅，顺利下奶。

通过对各个部位乳腺组织和乳腺管的按摩，可使奶多奶畅，硬结消失，乳腺炎消失，同时按摩能够有效预防乳腺疾病的发生。

一学就会的催乳按摩法

什么是催乳按摩

随着母乳喂养的宣传和普及，现在更多妈妈愿意用母乳喂养宝宝，这样健康又安全。但是有时候妈妈的母乳无法满足宝宝的需求，于是就会借助一些物理疗法来增加母乳的分泌，产妇催乳按摩就是其中比较流行的一种。

催乳就是在母乳无法满足宝宝需求时，通过科学的手法按摩，刺激母乳的分泌。按摩催乳的原则是理气活血、舒筋通络。采用点、按、揉、拿等基本手法及多种手法相互配合。按摩催乳治疗，可促进局部毛细血管扩张，增加血管通透性，加快血流速度，改善局部的血液循环，有利于乳汁的分泌和排出。通过按摩还可以疏肝健脾、活血化瘀、安神补气，通经行气以调节人体脏腑功能，达到促进组织器官新陈代谢的目的。

催乳按摩的作用

1.减少疼痛

产后乳胀会导致乳房剧痛，按摩能理气活血，疏通经络，利用按摩可缓解甚至消除疼痛。

2.疏通乳腺管，增加乳汁分泌，预防乳腺增生

大部分初产妇的乳腺管都或多或少地存在着不通畅的问题。乳腺管不通会导致乳房肿胀，如不及时解决，乳腺炎、乳汁分泌减少等问题会随之出现。通过按摩乳腺管，可增加乳汁分泌，并减少乳腺炎的发生。

3.预防和缓解乳腺增生

在产前、产后多进行乳房按摩，坚持母乳喂养，可有效预防、缓解乳腺增生。

4.防止乳房松弛、下垂

乳房肿胀、错误的哺乳方式会使乳房松弛、下垂，影响乳房的美观，通过按摩疏通，使乳房更加坚挺。

催乳按摩的注意事项

1.保持卫生

产妇、婴儿的抵抗力都比较差，如不注意卫生，细菌很容易侵入。因此，按摩者应注意个人卫生，不留长指甲，不戴戒指等饰物，以免刮伤产妇乳房。

2.使产妇心情舒畅

按摩者一定要态度温和，不要讲消极泄气的话，以使产妇担心、焦虑，影响乳汁分泌。

3.使产妇姿势舒适

按摩时的姿势应以产妇舒服为主，按摩时的力度应根据产妇的反应随时增减，以免产妇因疼痛拒绝接受按摩，失去增加泌乳量的机会。

另外，有些产妇不适合采用按摩来催乳，如产后大出血、急性乳腺炎者。

按摩辅助用品的选择

因为产妇的乳房皮肤比较娇嫩，所以在按摩时需要涂抹润滑油，可涂在需要按摩的部位，起到润滑、舒筋、活血等作用。在选择润滑油时既要达到保护肌肤的目的，又不能对乳汁产生不良的影响。所以，为了宝宝的健康，一般会选择天然植物油，如香油、橄榄油等。

催乳按摩手法的技巧与运用

乳房护理按摩手法的特点为柔和、均匀、持久、有力、渗透等，针对不同部位，手法的运用也不同，力度和操作时间等都应因人而异，过力或用力不足都会影响治疗效果。

- 柔和——手法着力明显，动作轻柔缓和，变换自如。

- 均匀——手法动作的快慢和力量的大小都要均衡，达到一定的作用力度。

- 持久——在操作中，能根据治疗的需要，指法操作要持续一定的时间。

- 有力——在操作中，应根据患者的体质、病情和施治部位，达到一定的作用力度。

- 渗透——在操作中，指法必须力度深邃，起到祛除病邪、调节机能的作用，即所谓"轻而不浮，重而不滞"。

催乳按摩的基本手法

1.梳法

五指微屈、自然展开，在做乳房按摩时，一只手托乳房，另一只手做滑动梳理动作。

作用与功效：通络活血，疏通乳腺管。

2.揉法（指揉法、掌揉法）

○ 指揉法

用拇指、食指或中指的指腹，紧贴于治疗部位，做环旋揉动。可以运用单指，也可以运用双指、三指揉。

○ 掌揉法

用大鱼际或掌根固定在治疗部位，做轻柔、缓和的揉动。

操作要点：

• 按摩者肩、臂、腕均应放松，肘关节微屈，指掌自然伸直，轻柔地做环形抚摸动作。

• 手指指面、掌根或鱼际要着力于施治部位，用力要轻快柔和、均匀深透，不可向下压，也不可漂浮。

• 手法频率每分钟约120次。揉动幅度可大可小，亦可由小到大。

作用与功效：消散肿胀，缓和或减轻疼痛。

3.摩法（指摩法、掌摩法）

摩法是以手掌掌面或食指、中指、无名指指腹着力于一定部位或穴位，用腕部和前臂作环形且有节律的盘旋摩动。

○ 指摩法

食指、中指、无名指相并，指腹贴着治疗部位以顺时针或逆时针方向做旋转运动。

○ 掌摩法

用手掌掌面贴着治疗部位，手指要自然伸直，做有节律的环形摩动。

操作要点：

• 动作要轻快柔和，用力平衡均匀，一般先轻后重，由浅入深。

• 手法频率为每分钟80次左右。

● 摩法方向可顺时针也可逆时针，但一般都以顺时针为主。

作用与功效：理气和中、消食导滞、散瘀消肿、镇静止痛、调节肠胃蠕动。

4. 按法（指按法、掌按法、肘按法）

○ 指按法

用拇指或中指的指腹着力于一定部位或穴位上，用腕、臂的力量由轻而重逐渐向下按压，待刺激深达组织深部后，逐渐减轻压力，然后再重复以上动作。

指按法适用于全身各部腧穴。

○ 掌按法

以单手掌或双手掌放于施治部位，用掌根着力向下按压，力度从轻到重，缓和有力，然后再重复以上动作。

○ 肘按法

将肘关节屈曲，用突出的尺骨鹰嘴着力按压。适用于背、腰以及臀部、大腿等肌肉丰满的部位。

操作要点：

● 按压的方向要垂直向下。

● 用力要由轻到重，稳而持续，使刺激充分达到机体组织的深部，忌用暴力。

● 按压结束时，不宜突然放松，应当慢慢地减轻力量。

作用与功效：疏通气血、镇静止痛、开通闭塞、放松肌肉。

5.推法

用拇指、手掌着力于乳房或身体的某一部位上，手掌紧贴皮肤，两大拇指交替做单方向的直线向上移动即为推法。

操作要点：

• 着力部位要紧贴皮肤，推动时用力要均匀，速度宜缓慢。

作用与功效：消积导滞、消瘀散结、通经理筋，有促进血液循环、止痛、通乳的功效。

6.拿法

分三指拿法、四指拿法。是指用拇指和食指、中指、无名指中三指或四指指腹对称用力，提拿施治部位的肌肤筋膜，进行一紧一松的拿捏方法。

操作要点：

• 用拇指和其他手指指面相对用力，捏住一定部位肌肤，逐渐用力内收，并将肌肤提起，做轻重交替而连续的提捏动作。

• 腕部要放松，使动作柔和灵活。

• 用指面着力，不能用指端内抠。

• 用力由轻到重，再由重到轻，连续而有节奏，不可突然用力。

作用与功效：缓解肌肉痉挛、松解粘连、活血消肿、祛瘀止痛、通乳。

7.捏法

分三指捏法和四指捏法。

○ 三指捏法

用拇指指面顶住皮肤，食指和中指在前按压，三个手指用力提拿肌肤，双手交替向前移动。

○ 四指捏法

用拇指指腹和食指、中指、无名指相对用力，将肌肉提起做一捏一放的动作。

操作要点：

● 将皮肤及少量皮下组织捏起，相对用力挤压，随即放松，再用力挤压，并循环移动。

● 操作时动作要连贯而富有节奏性，用力要均匀而柔和，中途不可停顿，不可斜行，以防动及别的经络。不可用指甲掐捏皮肤。

● 移动时应按照经络、穴位或肌肉外形轮廓循序进行。

作用与功效：舒筋通络、行气活血、调理脾胃。

*8.*滚法

滚法是用手背靠近小指部分或者小指、无名指和中指的掌指关节部位着力于一定的部位或穴位上，通过腕关节的屈伸及前臂内外旋转的节律连续动作，来带动手背做往返滚动的手法。滚法压力比较大，适用于肩背、腰臀、四肢等肌肉丰满处。

操作要点：

● 肩关节自然下垂，肩臂放松，肘关节微屈约130°，置于身体侧前方。

● 手腕放松，握空拳，滚动时与治疗部位相互紧贴。

● 手背滚动时幅度控制在120°左右。

●滚法操作应紧滚慢移，即滚动要快，而移动要慢，移动幅度要小，动作要均匀协调。

●操作时指掌均匀放松，手指任其自然，不要有意分开、并拢或伸直。

作用与功效：调和营卫、疏通经络。

9.掐法

用指甲或指端用力压穴位的手法，常用于人中、少泽等指端感觉较敏感的部位。

作用与功效：通经络、活气血。

10.搓法

用双手掌心夹住一定部位，相对交替上下或左右搓动。动作要协调、均匀、柔和。

作用与功效：疏通经络，行气活血。

催乳的主要穴位及功效

1.催乳的主要穴位

主穴：膻中、乳中、乳根、天池、膺窗、神封、肩井、肝俞、脾俞、肾俞。

配穴：云门、中府、极泉、渊腋、期门、曲池、合谷、少泽、神阙、中脘、足三里、三阴交、太冲。

2.穴位的位置与功效

膻中：属于任脉，位于两乳头连线的中间，主治咳嗽、哮喘、胸痛、乳汁过少、急性乳腺炎等。

乳中：胃经，乳房中央，可刺激泌乳。

乳根：胃经，位于乳头直下，乳房的根部。

乳中、乳根都属于胃经，调理肠胃可以有效改善胃部不适，脾胃经的气血不足直接影响人的身体机能。

天池：心包经，位于乳头外一寸。主治乳腺炎，乳汁不足、胁肋痛。

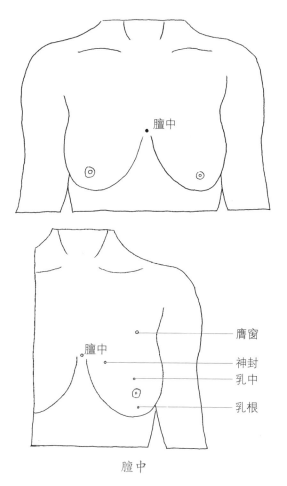

膻中

所有心脏的病症问题，都可以通过心包经的调理来改善治疗，并且经常疏通心包经可有效预防心脑血管疾病和心肌梗死。

膺窗：胃经，位于第三肋骨隙中，主治胸胁胀满、气喘、咳嗽、乳房红肿疼痛等。

神封：肾经，位于胸部正中线（膻中）旁2寸，第四肋间隙凹陷处，主治胸胁胀满、乳汁不足、呕吐、肺痛等。

肾是先天之本，现代人90%都出现不同程度的肾虚现象，而能帮补肾气的只

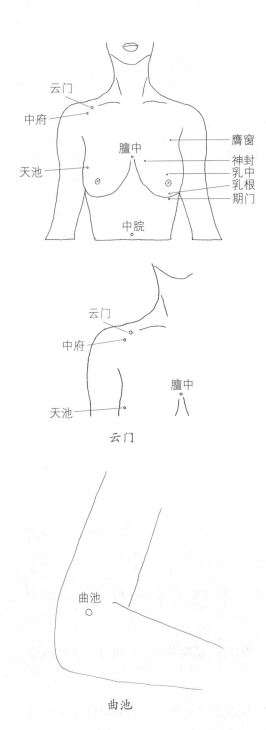

云门
中府
膻中
膺窗
神封
乳中
乳根
期门
天池
中脘

云门
中府
天池
膻中
八
云门

曲池
曲池

有肾经。因为打针和吃药都会伤到肾的元气，是药三分毒，而所有毒素都需要肾来代谢，所以如果你的肾气充足，身体各方面功能就都能达到最好状态。

云门：肺经，位于前正中线旁开6寸锁骨最外面下窝处，主治咳嗽、哮喘、胸肋痛、咽喉炎。

中府：肺经，位于前正中线旁开6寸第一肋间隙中，主治同上。

肺经主管人体的呼吸系统，可改善咽喉不适、气短等，并且达到清除肺部垃圾的作用。

极泉：心经，位于腋窝顶点，腋动脉处，主治乳汁分泌不足、心脑血管疾病等。心经主管头部，调理心经能缓解头部压力，改善失眠、多梦等睡眠问题。

渊腋：胆经，腋下三寸，第四肋间隙中，主治胸满、臂痛、乳痛、产后少乳等。

胆经不通会严重影响腿部血液循环，出现腿凉症状，还会引起肥胖，经常调理胆经可辅助肝脏的调理，并有减肥减脂的效果，还能缓解偏头痛。

曲池：大肠经，位于胳膊弯内中间，对消化系统、血液循环系统、内分泌系统等均有明显的调整作用。

大肠经调理能促进大肠的蠕动，将人体大肠内的宿便排出，并且可调理便秘。

合谷：大肠经，位于第二手掌骨终点处，可降血压、行气血、通经络、清滞瘀、镇惊安神、调整机能，主治气血瘀滞所致的病症。

少泽：小肠经，主治乳腺炎、缺乳等乳疾。

少泽属手太阳小肠经。能生乳、催乳、通乳；能泄肝木之郁，好比铁斧子能砍倒大树，肝郁解除，乳汁就通了。少泽位于小拇指指甲根外下方0.1寸，可用牙签尖刺激。

期门：肝经，乳根下一寸，可通经活络、宽胸理气，主治胸痛、心悸、乳痈，少乳等。

中脘：胃经，位于肚脐窝直上4

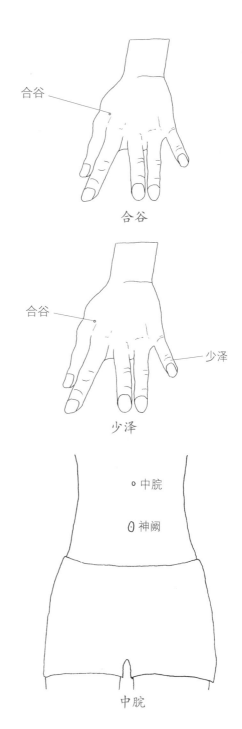

合谷

合谷

少泽

少泽

中脘

神阙

中脘

寸，主治胃痛、腹胀、呕吐、消化不良、便秘等。

胃胀、胃痛、胃部不适、胃动力不足，是胃部不适的常见症状，除了高强度的工作和一些不良的生活习惯外，情绪对胃蠕动、消化功能也会有影响。

胃痛一般都是因为气机逆转，叫气滞胃痛，我们要降胃气。用2～3个手指，做点按法，数十秒松开，再点，一般按一会就会打嗝。

神阙：任脉，位于肚脐中央，主治中风、虚脱、水肿等。

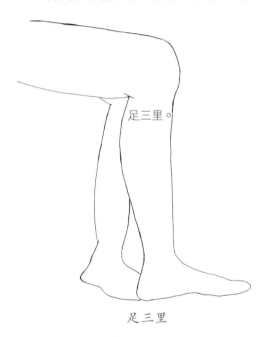
足三里

足三里：胃经，位于外膝眼下3寸，胫骨外侧约1横指处，主治胃炎、消化不良、贫血，还有排毒的功效。

足三里穴是保健大穴，也是长寿穴，属胃经，在足阳明胃经上的一个穴位，我们把它叫作合穴，这个穴位对于六腑的病症有明显的治疗作用。也就是说，足阳明胃中的气血，真正流起来的时候，都是从足三里开始的。

三阴交：足三阴经（足太阴脾经、足少阴肾经、足厥阴肝经）交会穴。因为三条经络同时经过此穴位，所以名为"三阴交"。位于小腿内侧，脚踝骨的最高点，往上3寸处，可健脾益血、调肝补肾，缓解消化不良，另外还有安神、促进睡眠的功效。

太冲：肝经，在脚背大拇批和第二个指头结合的地方向后，脚背最高点前的凹陷处，可平肝泄热、疏肝养血，主治头痛头晕、失眠多梦、腹胀腹痛、心绞痛等，是肝经的原穴，疏解肝气必选。

行间穴：肝经，位于大脚趾和二脚趾之间骨髓后方1寸处（稍微靠大脚趾边缘）凹陷处，可治疗头痛、头晕。配合太冲穴，肝郁气滞往上推，气血虚弱往下推。

风池：胆经，位于后颈部，两条大筋外缘凹陷处，相当于耳垂齐平，主治头痛、头晕、颈椎痛、落枕等。

肩井：胆经，后肩骨中间，主治乳腺炎、乳少、肩背痛等。

大椎：位于脖子后面最为突出的骨头下方凹陷中，约与肩平齐，主治上肢关节痛、麻痹、偏瘫、肩背痛、咽喉肿痛、发热等。

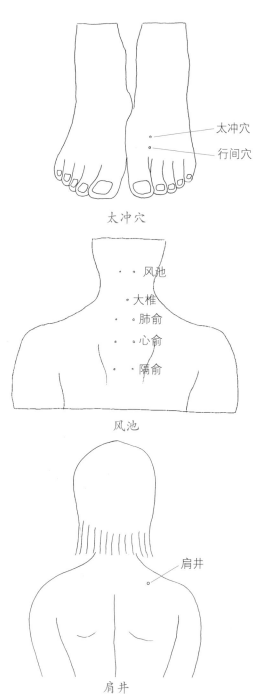

太冲穴

风池

肩井

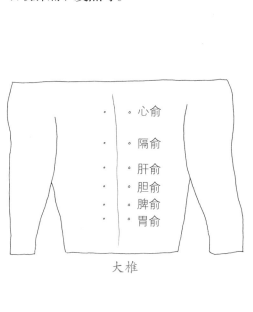

大椎

肺俞：肺经，位于第三胸椎棘突下旁开1.5寸，主治咳嗽、哮喘、胸痛、盗汗等。

心俞：心经，位于第五胸椎棘突下旁开1.5寸，主治咳嗽、哮喘、心胸烦闷。

膈俞：膀胱经，位于第七胸椎棘突下旁开1.5寸，主治呕吐、胃痛、心痛、肩背痛、月经不调、神经衰弱等。

肝俞：肝经，位于第九胸椎棘突下旁开1.5寸，主治胃痛、月经不调。

胆俞：胆经，位于第十胸椎棘突下旁开1.5寸，主治肝胆病。

脾俞：脾经，位于第十一胸椎棘突下旁开1.5寸，主治胃炎、胃下垂、失眠、食欲不佳、呕吐、腹胀等。

胃俞：胃经，穴位于背部，位于第十二胸椎棘突下旁开1.5寸，主治胸胁痛、胃脘痛、呕吐、腹胀、肠鸣等。

肾俞：肾经，位于第二腰椎棘突下，旁开1.5寸，主治肾炎、腰疼、月经不调、脱发、贫血等。

泌乳与脏腑、经络、气血的关系

乳房虽属人体的局部器官，但中医学认为乳房的生长、发育和乳汁的分泌功能都和脏腑、经络、气血等生理功能密切相关。乳房受先天之精气、五脏六腑十二经络气血之所养，并通过精、气、血、津液的作用来完成其功能活动。经络是人体气血运行的通道，内及脏腑，外达四肢，分布于全身。

在十二经络里，乳房与肺、肾、肝胆、脾胃、冲任等经络均有密切关系，其中肝、脾、胃最为相关，其次为冲任二脉。

女子乳头属肝，乳房属胃，在乳汁分泌的调节过程中，如果肝失疏泄，气机郁滞，或脾胃运化失司，湿热蕴结，则乳络闭阻，气血瘀滞而致乳汁排出不畅，以致出现急性化脓性病症。

正是因为这些经脉的通调和灌养作用，共同维持着乳房的生理功能。若经络闭阻不畅，冲任失调，则可导致多种乳房疾病的发生。

十二经脉对应的是人的五脏六腑，将人体脏腑组织器官联系成为一个整体，并通过经络疏通气血，补充营养。

按摩可疏通乳房经脉，促进经脉的气、血及淋巴液的循环，并刺激神经的传导，提供乳房所需的营养。

如何准确找到穴位

每个催乳穴位都有各自固定的位置，定位是否准确直接影响到催乳按摩的治疗效果，要做到定位准确就必须掌握每个催乳穴位的具体位置。

常用的定位方法有三种。

1.标志取穴法

可分为固定标志和活动标志两类。

● 固定标志：指不受人体活动影响而固定不移的标志，如头面部以五官眉发为标志，胸腹部以乳头、胸骨、脐孔、趾骨联合为标志。

● 活动标志：指必须采取相应的动作姿势才会出现的标志，包括以皮肤的皲裂、肌肉的凹陷或隆起，关节间的空隙或手端指的部位作为定穴依据。

2. 指量法

指量法是以患者的手指为标准进行测量穴位的方法。

● 中指同身寸：以患者中指中节弯曲时内侧两端纹头之间作为1寸，用于四肢部定穴的直寸和背部取穴的横寸。

● 拇指同身寸：以患者指关节的宽度作为1寸，也适用于四肢部的直寸取穴。

● 恒指同寸：食指、中指两指并拢横量为1.5寸；食指、中指、无名指、小指四指并拢横量为3寸（以中指中节横纹处为准），用于四肢及腹部的取穴。

3. 找反应

身体出现异常，穴位上便会出现各种反应。这些反应包括：

● 用手指一压，会有痛感。

● 以指触摸，有硬块。

● 稍一刺激，皮肤便会有刺痒。

● 出现黑痣、斑。

● 和周围的皮肤产生温度差。

这些反应有无出现，是有无穴位的重要标志。在找穴位之前，先压压、捏捏皮肤看看，如果有以上反应，那就说明找对地方了。

开奶的按摩方法与步骤

1. 开奶与催乳的区别

"开奶"并不完全等同于"催乳",通过按摩使之通畅的过程叫作开奶;而"催乳"就是使用各种适当的方法使母乳增多,能够满足宝宝的需要量,让其吃饱。

2. 开奶时间

顺产后17小时、剖宫产后24小时即可做按摩。

3. 开奶的好处

提前疏通乳腺管,预防乳房胀痛,同时促进乳汁分泌。

产妇产后乳房很紧绷,这时按摩一下乳房,让乳房舒缓下来,不仅有利于乳汁分泌,增加泌乳量,而且还可以促进乳腺管通畅,防止乳腺炎的发生。

4. 开奶方法及操作步骤

• 先用温毛巾擦拭、清洗乳头。检查乳头处有无残留物堵塞,如有干痂等不好清理的脏物,可在乳头上抹点香油,用保鲜膜包上,热毛巾盖上焐一会,直至干痂变软,再慢慢地清理干净。

• 热敷乳房5~10分钟。

• 涂抹介质油适量。

- 从乳房基底部向乳头方向施以梳法3~5分钟。

- 从乳房基底部到乳头，沿乳腺管方向施以指揉法。

- 用手掌大鱼际在乳晕及四周做环形揉法一圈。

- 将拇指和食指放在乳晕周边，不断变换位置轻轻挤奶，将所有的乳汁彻底排空。

- 清洁乳房。

产后各种缺乳的按摩方法

一般缺乳主要有三种：普通型缺乳、气血虚弱型缺乳、肝郁气滞型缺乳。

1.普通型缺乳

原因及症状：产妇分娩三天以后，乳汁不足或全无，称为产后缺乳。产后缺乳多由乳腺发育不良及疲劳过度所致，表现为乳房柔软不胀。

按摩方法与步骤：

○ 梳法、按揉法、捏拿法

- 三指揉按膻中穴1分钟。

- 按揉乳中、乳根、天池、膺窗、神封各1分钟。

- 捏拿乳头1分钟，做吸吮状。

- 五指从远端梳乳房5分钟。

- 点按云门、中府、曲池、合谷各5次。

- 点按后背肝俞、脾俞、肾俞各2分钟，自下而上捏提后背3～5遍。

- 捏拿肩使全身放松。

按摩完，让产妇喝一杯温开水，并让宝宝反复多次吸吮乳房，这样可以增加按摩效果，刺激泌乳。

按摩疗程：一天一次，3～5天为一个疗程。

◯ 普通型缺乳的食疗方

公鸡汤

食材：公鸡半只，红枣3颗，当归5克，黄芪8克，葱段、姜片、盐各适量。

制作方法：公鸡洗净剁块，过水后放入砂锅；砂锅加满水，放入葱段、姜片、红枣、当归、黄芪，大火烧开后改用小火继续炖2小时左右，出锅前放一点儿盐。

功效：科学分析证明，产后过早过多地喝母鸡汤，是造成产妇奶少、无奶或回奶的原因之一。分娩后，产妇体内的雌激素水平大大降低，这时，催乳素就会发挥作用，促进乳汁分泌。而母鸡体内含有一定的雌激素，因此，产后如果过早地喝母鸡汤，产妇体内的雌激素就会继续上升，使催乳素的作用减弱甚至消失，从而导致乳少或无乳。因此产妇喝公鸡汤更适宜。

鲫鱼汤

食材：鲫鱼1条，姜10克，葱10克，盐、植物油各适量。

制作方法：将鲫鱼清洗干净，锅内放油烧热，转小火爆姜片和葱，放鱼炸至两面金黄；锅中加入适量水，用小火炖2小时左右，直至汤汁变成乳白色，出锅前放一点儿盐。

功效：鲫鱼含有丰富的蛋白质，有催乳、下乳的作用，对母体恢复有很好的作用。

木瓜牛奶

食材：木瓜、牛奶各适量。

制作方法：木瓜去皮、去籽，切小方块，平铺碗底；加入牛奶，隔水蒸10分钟即可。

功效：促进乳汁分泌。

醪糟蛋花汤

食材：鸡蛋1个，醪糟适量。

制作方法：锅里放一些清水，再放适量的醪糟烧开，鸡蛋打散搅匀，淋入锅内即可。

功效：能够促进血液循环、暖胃、刺激乳腺、促进乳汁分泌。

2.气血虚弱型缺乳

原因及症状：气血虚弱型缺乳是指在分娩过程中出血过多，或平时身体虚弱，导致乳汁很少或不下，表现为乳房柔软不胀、面色苍黄、皮肤干燥、神疲乏力、头晕耳鸣、心悸气短、腰酸腿软等。

按摩方法与步骤：

○ 梳法、按揉法、捏拿法

两手搓热，在乳房上涂上麻油。

- 三指按揉膻中穴1分钟。

- 按揉乳中、乳根、天池、膺窗、神封2分钟。

- 捏拿乳头1分钟，做吸吮状。

- 五指从远端梳乳房5分钟。

- 点按云门、中府、曲池、合谷各5次。

- 点按少泽5～10次。

- 揉按中脘、神阙各1分钟。

- 按揉足三里30～50次。

- 产妇取俯卧位，盖条毛巾被，滚按后背肝俞、脾俞、肾俞共5分钟，自下而上捏提后背3～5遍。

- 捏拿肩井，可以疏通全身的经络。

○ 手法加减

气血虚弱型缺乳比普通缺乳多点按5个穴位，即中脘、神阙、足三里、三阴交、胃俞穴。

按摩热敷完，让产妇喝一杯温开水，按摩结束后让宝宝反复多次吸吮乳房，这样可以增加按摩效果，以刺激泌乳量。

○ 气血虚弱型缺乳食疗方

乳汁是由气血生化而来，如果产后失血过多，很容易造成缺乳，应多吃一些补血补气的食物，如大枣、红豆、黑米等，还可以在食物中加上当归、黄芪、党参等中草药。

黄芪当归炖草鸡

食材：草鸡半只，黄芪8克，当归5克，生姜、盐各适量。

制作方法：将黄芪、当归用纱布包好，用冷水浸泡半小时；把黄芪、当归、生姜和浸泡过中草药的水一起放入鸡肚里，加水适量，炖2小时左右，加盐即可食用。

3. 肝郁气滞型缺乳

原因及症状：肝郁气滞多由产后体内的激素改变及其家庭因素引起，表现为产后明显地爱生气、失眠、遇事提不起兴趣、长吁短叹，常发生于坐月子期间。

按摩方法与步骤：

○ 梳法、按揉法、捏拿法

- 三指按揉膻中穴1分钟（转动手腕）。

- 按揉乳中、乳根、期门、天池、膺窗、神封2分钟。

- 捏拿乳头1分钟，做吸吮状。

- 五指从远端梳乳房5分钟。

- 点按云门、中府、曲池、合谷各5次。

- 点按少泽5~10次。

- 两手搓摩胁肋1分钟（从腋下到腰上的部分）。

- 产妇取俯卧位，盖条毛巾被，滚按后背肝俞、脾俞、肾俞共5分钟，自下而上捏提后背3~5遍。

- 捏拿肩井，可以疏通全身的经络。

肝郁气滞型缺乳比普通型缺乳多按4个穴位，即少泽、期门、胁肋、太冲穴。按摩热敷完，让产妇喝一杯温开水，按摩结束后一定让宝宝反复多次吸吮乳房，这样可以增加按摩效果，以刺激泌乳量。

○ 肝郁气滞型缺乳食疗方

产妇可吃桂圆、莲子、百合、丝瓜、芹菜、莲藕，还有穿山甲片、王不留行、冬虫夏草等中药，这些食物都具有镇静安神、疏肝理气、通络下乳的功效。

不管哪种缺乳，除了按摩刺激和饮食调理外，保证充分的休息，保持愉快的心情也是配合按摩的关键。

产后胀奶有硬块的按摩方法

乳房硬块可发生于产后哺乳的任何时期，产后3~4周发病居多。如果乳房内的部分乳腺管不通，就会造成乳汁淤积，使乳房出现硬块。形成的硬块往往在触碰时有疼痛感，如不及时处理，易形成脓肿，引起乳腺炎。

1.乳腺管堵塞的原因

乳腺管堵塞一部分原因是先天发育缺陷，导致乳汁排出不畅，还有少数是因为过去观念陈旧，在刚出生时被老人挤乳头，乳头受到损伤发生粘连造成的。乳腺管阻塞平时没什么症状，只是在产后排乳不畅会导致乳汁淤积。

2.按摩方法与步骤

按摩的主要穴位：神庭、肩井、膻中、乳中、乳根、天池、膺窗、神封、曲池、合谷、少泽、极泉等。

按摩手法包括梳法、指按法、指揉法、推抚法、拉摩法、捏挤法。

- 从前额开始，由神庭至百会，再移至风池。

- 双手五指散开，从两侧拉摩头皮，反复做5~8次。

- 拿捏肩井2分钟（使全身放松）。

- 产妇取仰卧位或坐位，用湿热毛巾敷乳房3～5分钟，乳房上涂上麻油。

- 一手托起乳房，另一只手三指并拢，在乳头和乳晕处施以轻柔的手法，以引起排乳反射。

- 捏挤乳头。

- 两手托起乳房，两大拇指自上而下按压，由乳腺至乳头，边按压边挤乳汁。

- 继续以指揉、指摩、指梳等法，直至肿块消失，淤乳排出。

- 拿捏胸大肌（淋巴处）3～5次。

- 弹拨极泉穴3～5次。

- 点按膻中、乳中、乳根、天池、膺窗、神封、曲池、合谷、少泽各5次。

- 按揉风池、肩井、膈俞各10次。

有的产妇分娩后的前两天乳房一直软软的，到了第三天或第四天一下子就胀得特别厉害，疼得不能碰，而且会有很多硬块。有的乳房局部皮肤会发红，整个乳房感觉热辣辣的，用吸奶器一般还吸不出奶来，孩子吸着也费劲（因乳腺管没通），产妇会感觉非常痛。

遇到这种情况，我们要做的是尽量让孩子多吸吮（尽量不要添加奶粉），然后用温毛巾热敷，由轻到重地揉按，然后把奶水挤出来。每天早晚各1次。一般第二天疼痛就会减轻，第三天基本上就不痛了。乳腺完全疏通大概需要一周左右。

如果乳房硬结偏大、发红、发热，就用蒲公英外敷，也可以用仙人掌捣碎后外敷，2～3天即见效。

蒲公英的使用方法：

新鲜蒲公英打碎或在药店买干蒲公英让药店打成粉，加两颗葱白打碎，加两勺白糖、一个鸡蛋清，放容器里搅拌均匀，敷在乳房上用保鲜膜盖上，2小时后清洗干净即可。

也可以用干蒲公英煮水喝，一天两次。

小偏方：干丝瓜络去皮、去籽，两头切掉，放在碗里，用开水从上面往下浇，正三圈、倒三圈，然后把水凉凉，喝掉就行。一天两次（一个丝瓜能用两次）。此方法可以疏通乳腺管。

还要提醒大家的是，浇开水时要用筷子夹住丝瓜络，以免烫伤。

也可把木头梳子用微波炉加热，然后一遍遍梳理乳房的硬块。

用煮熟的热鸡蛋在硬块处滚压也可使硬块发软、消失。

急性乳腺炎的预防及处理

急性乳腺炎多发生于产后哺乳期妇女，尤其初产妇多为常见。女性哺乳期任何时间都可能发生乳腺炎，但相对来说在产褥期发生的更多一些。据有关报道，急性乳腺炎初产妇患病率占50%。

急性乳腺炎是由细菌感染所致，会在短期内形成脓肿，病菌一般是从乳头破口或皲裂处侵入，引起感染。虽然此病很好治疗，但发病后会很痛苦，也影响给孩子喂奶。特别是在月子期间，产妇去医院输液不方便，因此，对本病的预防特别重要。

1.急性乳腺炎的主要症状

早期乳房肿胀，局部有硬结，进而出现红、肿、热、淋巴结肿大、压痛。患者会有发冷、体温升高的症状。

乳腺炎又分淤积性乳腺炎和化脓性乳腺炎两种。乳房疼痛时，首先要鉴别一下是化脓性乳腺炎还是奶积聚过多。

淤积性乳腺炎：多因产妇缺乏哺乳经验，使乳汁淤积，又没按时排空所致。这类乳腺炎双乳会有不同程度的胀痛，体温升高至37℃以上。检查发现乳房胀满、表面微红（充血）压痛，触不到活动的淋巴结，经吸出乳汁、按摩和热敷等措施后，症状多数能消失，故一般不认为是真正的乳腺炎。

化脓性乳腺炎：多由金黄色葡萄球菌或链球菌通过破裂的乳头感染所致。细菌侵入乳腺管后，即形成各种类型的化脓性乳腺炎。患侧乳房胀痛，局部红、肿、热，并有压痛性肿块；常伴有患侧腋窝淋巴结肿大和触痛。

随着炎症的发展，患者可有寒战、高热和脉搏加快等症状。

乳腺炎发病急，患者会感到乳房胀痛，局部出现硬块，随着病情的发展，不仅会疼痛，还可能出现怕冷或体温一下子升高到38℃以上。当出现患侧乳房皮肤发红，淋巴结肿大、变硬，有触痛，产妇就应及时到医院诊治。

2.急性乳腺炎的治疗方法

○ 物理疗法——冷敷

此方法可用于乳腺炎的早期治疗，以促使炎症消退。

乳凝胶冷敷：冷敷能使局部温度下降，具有镇痛、消肿、抑制炎症扩散、减少乳汁分泌的作用（如热敷容易促进脓肿形成，加重乳腺炎）。

一般在发病后24小时内进行冷敷，置于硬结处3~4小时，若感觉局部麻木不舒服，也可以少敷一会儿。

在冷敷的同时要多饮水，使乳汁变稀，利于乳汁的排出。

如果发病后24小时内用冷敷还没能控制住，要到医院就医。

○ 按摩疗法

可用梳法、指揉法、指按法、掌揉法、推抚法。可结合乳汁淤积的手法，灵活运用，将淤积的乳汁排空。

○ 外敷治疗

如果乳房硬结偏大、发红、发热，就用蒲公英、如意金黄散外敷；也可以将仙人掌捣碎后外敷，2~3天即见效；还可到药店买蒲公英颗粒，或用干蒲公英煮水喝，一天两次。

症状轻者可做外敷，还可继续进行母乳喂养，如出现高热、乳房变形等较重症状，就要到医院就诊。

3.乳腺炎的注意事项

○ 哺乳前清洁乳房

如果乳房太胀，哺乳前先挤出一点儿乳汁，使乳头、乳晕变软。

○ 及时排空乳房

养成良好的哺乳习惯。哺乳时要吸空一侧再喂另一侧，两侧交替、轮流喂奶。宝宝吃不了就吸出来，及时排空乳房。特别夜里宝宝吃奶间隔时间长，如感觉特别胀，就一定要及时吸出来。

○ 不要进食大补的汤类

这类汤包括鸡汤、鱼汤、鸽子汤、排骨汤，更要慎喝甲鱼汤、乌鸡汤、猪蹄汤。

○ 避免乳头皲裂

乳头皲裂会使细菌通过皲裂的乳头侵入乳房，引起感染，造成乳腺炎。产妇应穿纯棉的宽松内衣和胸罩，不宜穿着化纤制品。

○ 不要长时间压迫乳房，睡觉时要仰卧

不要穿过紧的内衣和胸罩，乳房受到压迫不利于乳汁疏通。有很多产妇因为睡觉时不注意睡姿而挤压到乳房，这样也容易诱发乳腺炎。

○ 有硬块时要及时揉开（最好先热敷再揉）

产妇乳房常见问题及处理

乳头凹陷及乳头扁平的喂奶方法

1. 乳头扁平或凹陷的症状

现在有不少新妈妈存在乳头凹陷的问题，乳头凹陷又分真性凹陷和假性凹陷。

假性凹陷其实叫作平乳头，即乳头与乳房皮肤在同一水平面，不能竖起（能看见乳头，但是乳头稍短）。

严重的乳头凹陷表现为乳头凹入甚至翻转（简单地说就是看不到乳头，只能看见两个"黑洞"）。

2. 乳头凹陷的主要原因

乳头凹陷主要分为先天性、后天性两种。

○ 先天性

此类乳头凹陷的发生一般是由于先天发育引起，与遗传因素相关，乳腺导管短缩，有些组织纤维化挛缩，乳头平滑肌发育异常。

○ 后天性

此类乳头凹陷系乳头受乳腺内病理组织牵拉或胸罩、束胸衣压迫引起，多见于炎症、肿瘤等疾病，侵犯乳房的导管、韧带、筋膜等，使受侵的导管、韧带、筋膜收缩所致；不合理的束胸或穿戴过紧的胸罩发生在青少年时期，因胸部紧束、血液循环不畅，致乳房发育不良而致乳头凹陷。

乳头凹陷可分为三度：

• 一度为部分乳头凹陷，乳头颈部存在，能轻易被挤出，挤出后乳头大小与常人相似。

• 二度为乳头完全凹陷于乳晕之中，但可用手挤出乳头，乳头较正常小，多半无乳头颈部。

• 三度为乳头完全埋在乳晕下方，无法使内陷乳头挤出。

3. 乳头凹陷的纠正方法

其实纠正乳头凹陷的最佳时期是青春期，错过了也可以在怀孕期间和哺乳期间纠正。例如，可以在怀孕4～6个月或9个月以后做"十字牵拉揉"。具体做法是将食指与中指轻压乳晕两侧，将乳头牵引出即可，然后拿捏乳头根部做提拉运动帮助乳头挺立，每天可以做3次，每次5分钟左右。注意，因为过度刺激乳头可能会引起宫缩，若觉得肚子发硬发紧请立即停止！

其他牵拉方法：

○ 手拉牵引（可每天做）

• 两手平放乳头两侧，上下左右轻轻揉动，可连续多做几次。

• 两拇指放在乳头左右两侧，慢慢向外拉开，再换另一侧乳头，上下两侧向外拉，重复几次。

• 最后捏住乳头向外牵拉。

○ 吸引疗法

怀孕后，每天用吸奶器吸引乳头数次，利用其负压促进乳头膨出。如果确实不能吸住乳头，也可让丈夫或家人吸吮，把乳头吸出来；也可用乳头矫正器先把乳头吸出来后再喂宝宝。

4. 哺乳前后应怎么做

哺乳前：做"十字牵拉操"及提拉乳头的动作，当乳头有立乳反射、乳头相对突出后让宝宝吸吮。一定要让宝宝的嘴张得足够大，可以含住大部分的乳晕，这时会在宝宝的口腔内形成一个易使吸吮成功的"长乳头"。

哺乳时：每次哺乳先喂相对平坦或凹陷的一侧乳头，此时吸吮力强，易吸住乳头和大部分的乳晕。若宝宝的含乳及吸吮方式不对妈妈会觉得疼痛、无法忍受，此时可以取出乳头，重新引导宝宝含乳。

哺乳后：擦少许乳汁在乳头表面，自然风干，可以有效预防乳头皲裂。在下次哺乳间隙时戴乳头纠正罩或乳头纠正器，帮助乳头固定。

注意：宝宝对第一口奶记忆是深刻的，所以对于乳头条件不好的妈妈来说让宝宝第一口就吃上妈妈的奶是非常重要的！当奶水顺利下来时，若哺乳前乳房胀了会使乳头变得更短，先挤出一部分乳汁，使乳晕变软便于宝宝含乳时再让宝宝吸吮。

其他帮助照顾宝宝的家庭成员，要多鼓励产妇，不要对她说丧气的话，如"你的乳头天生就喂不了奶"。一开始妈妈和宝宝都不熟悉这种亲密的方式，让我们给他们实质的帮助和精神的支持，哺乳本就是一场信心游戏，请相信母乳可以创造奇迹！

哺乳时乳头皲裂的防护

1. 乳头皲裂是什么原因造成的

乳头皲裂主要原因是宝宝吸吮乳头姿势不正确，没把大部分乳晕含入口中。

正确的含接姿势是哺乳时一定要将乳头和大部分乳晕一起送入宝宝的口中，如果只把乳头放在宝宝嘴里，娇嫩的乳头正好在宝宝的上下牙床之间，奶头被宝宝的牙龈频繁摩擦，很容易发生乳头皲裂。正确的含接姿势是妈妈的乳头在宝宝口腔的中部，就不会被牙龈摩擦了，也就避免了乳头皲裂的发生。

储存乳汁的乳窦位于乳晕之下，如果乳窦得不到压力，宝宝吸不到乳汁，便会更加用力地吮吸乳头，诱发乳头皲裂的发生。

2. 乳头皲裂的危险性

一旦发生乳头皲裂，喂奶时妈妈疼痛难忍，甚至可能出现出血，而且一旦细菌从乳头破口侵入乳房，还可引发乳腺炎。

3. 乳头皲裂的预防

● 掌握正确的哺乳姿势和含接姿势。给新生儿喂奶时先用乳头刺激宝宝口唇，让宝宝上下唇分开，等宝宝张大嘴时迅速将乳头及大部分乳晕送入口中，妈妈能感觉到他的舌头是向上的，只有这样才能吸出乳汁。如果让宝宝只含着一点儿乳头，不但吸不出乳汁，而且还容易造成乳头皲裂。

● 要控制每次喂奶的时间，一侧最好不超过15分钟。因为宝宝口腔中也是有细菌的，如果皲裂的乳头长时间浸泡在宝宝嘴巴里，细菌可通过破损的皮肤导致乳房感染。

● 每次吃奶前先用温毛巾湿敷乳房及乳头3～5分钟，同时按摩乳房可引起泌乳反射，促进乳汁分泌，减少孩子吸吮乳头的时间，预防乳头皲裂。

● 喂奶完毕，一定要待宝宝口腔松开乳头后，才将乳头轻轻拉出，硬拉乳头易致乳头皮肤破损。

● 经常用乳汁涂抹乳头，预防乳头皲裂。

4. 已经发生乳头皲裂时的护理方法

乳头出现放射状小裂口时，应根据乳头疼痛与裂伤程度，选择不同的方式护理。

● 症状较轻时，如仅乳头表面出现小裂口，还是可以坚持母乳喂养的，但一定要注意纠正宝宝的含接姿势。哺乳时，先喂哺好的一侧乳房（没有乳头皲裂，或皲裂较轻的一侧乳房），再吸吮皲裂的一侧（皲裂较严重的一侧乳房）。因为宝宝初吸吮时用力较大，吸吮后期随着吸吮动作的减缓而力度减轻，乳头的疼痛也会减轻。

● 在哺乳之后，用食指轻按宝宝的下颌，让宝宝张口后轻轻把乳头抽出，切忌生硬地拉出乳头造成损伤。

可挤出少量乳汁涂在乳头和乳晕上，暂时暴露，使乳汁自然干燥，如果能靠近窗户让阳光照射一下就更好了。因为乳汁具有抑菌和修复表皮的作用，有利于乳头皮肤的愈合。

● 如果乳头皲裂严重，已出现渗液、渗血，裂口疼痛厉害时可以暂不让宝宝吸吮患侧，可用乳盾（乳头保护器）协助哺乳，也可用吸奶器吸出奶，然后用奶瓶喂养宝宝。如没有以上辅助工具，就将乳汁挤出来，等裂口愈合后再继续母乳喂养，妈妈不宜因此轻易放弃母乳喂养。

●如果乳头已皲裂，就增加了细菌入侵的机会，注意观察新生儿有无口腔炎症如鹅口疮。如有应提醒产妇为新生儿尽早治疗，以免宝宝口腔细菌通过乳头皲裂处进入产妇体内，引起乳腺炎。

●可以到母婴用品店买乳头皲裂膏"羊毛脂"涂抹，以加快痊愈。

●治疗乳头皲裂的小偏方：把鸡蛋煮熟，取蛋黄。铁锅烧热，把蛋黄放入，用炒勺压碎。小火慢炒，直到蛋黄出油为止。凉凉，用棉签涂抹在乳房上即可。

5.乳头保护器的使用方法

第一次使用时，从包装中取出，先进行常规消毒，使用专用的消毒锅，或者用开水烫。将清洁的乳头保护器放于乳头及乳晕上，哺乳后取下，用清水洗净，然后按上述方法消毒，以备下一次哺乳时使用。

乳头出现小泡是怎么回事

1.症状

乳头上的半透明小白泡，通常直径1毫米左右，处于乳腺管的开口处。这是因为上皮细胞过度生长或脂肪堆积盖住了乳腺管开口，造成乳腺管堵塞，可能引发较大面积的乳汁淤积。这可以说是奶结的一种。

○ 乳头出现小泡的三种情况

一种是乳头皲裂导致的乳头溃疡，这种情况下一般乳房体没出现乳汁淤积，妈妈会觉得乳头疼痛厉害。

另一种乳头小泡表现为乳孔被近似透明的膜封住了，乳汁不能顺利排出而在乳房体内淤积。宝宝吃奶的时候妈妈会觉得乳头连着整个乳房都在疼。

还有一种水泡是脱水的乳汁形成的类似脂肪粒状的物质。这种情况多见于乳汁淤积或乳腺炎后，由于胀奶的时间长了，乳汁脱水后形成的。

2.治疗水泡的方法

● 清除乳头表面的死皮。妈妈可以在洗澡或擦身时注意用温水软化乳头表面的皮肤，之后用湿毛巾轻轻摩擦乳头表面，去除软化了的死皮；也可以用干净的指甲轻轻地刮。这样每天至少一次，能够尽可能地去除堆积在乳腺管开口处的死皮，有的小白泡可能就会消失。

● 热敷后马上哺乳。在哺乳之前用较热的湿毛巾热敷，但是要注意不能太烫，防止灼伤乳头皮肤。只需几分钟，感觉热量渗入皮肤之后，马上拿掉毛巾，让宝宝以正确的含乳姿势开始吸吮。一天数次，坚持几天之后，宝宝很可能就把小白泡吸破了。

● 请医护人员挑破小白泡。有的妈妈觉得上述方法太慢，想直接挑破小白泡。那么，为了避免感染，最好求助于医护人员，做好皮肤和器械的消毒非常重要。

3. 必要时如何弄破小白泡

第一选择是通过挤奶顶开。

在小白泡局部皮肤已经比较薄的情况下，通过准确挤压被覆盖住出口的乳腺管，里面充盈的奶水可以顶破皮肤。这是最安全、伤害最小的选择。

第二选择是用柔软的纱布擦破。

具体操作方法：一只手将被覆盖住出口的乳腺管中的奶水挤向乳头，把"小白泡"充盈地顶起，并保持压力，保持"小白泡"的充盈，另一只手用干净柔软的无菌纱布轻轻擦拭"小白泡"表面皮肤，擦拭可以让皮肤更薄，更容易被奶水冲破。很多时候，用纱布轻轻一擦就开了，奶水就出来了。

如果用纱布擦不破，说明白泡表皮还比较有弹性，没到可以轻易擦破的时候，此时如果强行弄破会让妈妈疼痛不适，容易感染和形成溃疡面。

以上两种处理方法疼痛感较轻，处理之后哺乳时疼痛感也更轻，感染的风险小，愈合更快。

对于没有封住出乳孔的白泡，尽量不做处理，让其自行慢慢吸收至干燥愈合。

乳汁自出的按摩方法及食疗方

1. 乳汁自出的原因及症状

哺乳期内，产妇乳汁不经婴儿吸吮而自然溢出者，称"乳汁自出"，也称

"漏乳"。如果产妇身体健康，乳汁过多、自然流出属正常。

疾病也会引起产妇乳汁外流，这种情况不但使婴儿得不到充足的母乳，而且给产妇带来烦恼，产妇的内衣经常被乳汁弄湿，产生不舒服的感觉。

乳汁自出的病理原因一般与内分泌、神经功能紊乱等有关，也可能是由于乳腺管结构异常。中医认为这种现象多数是因产妇气血虚弱、中气不足或肝经郁热引起的。

● 气血虚弱所引起的症状为乳房柔软，乳汁清稀、乳房无胀感、产妇神疲气短等。

● 肝经郁热所引起的症状为乳房胀硬、乳汁浓稠，产妇烦躁易怒、便秘、尿黄等。

2.乳汁自出的按摩方法

如果是气血虚弱型，就按气血虚弱型缺乳的按摩手法和步骤来操作。

如果是肝经郁热型，就按肝郁气滞型缺乳的护理按摩方法操作。

3.产妇乳汁自出的药膳食疗

● 茯苓15克，芡实9克，陈皮6克。将以上3味中草药加适量水煎汤，每日1剂，分早、晚2次服。

● 益母草12克，香附子9克，芡实18克，大米60克。将以上3味中药水煎，去渣取汁，入大米煮粥食用。每日1剂，连服3~5剂。

● 人参芡实粥，人参10克，芡实30克，大枣15克，粳米60克。人参切成极细末；粳米淘洗干净，放入锅中，同时放入大枣、芡实及人参末；加入清水约400克，置于炉火上煮至米烂汁黏时即可食用。

- 党参大枣粥，小米50克，大枣10枚，党参10克。党参用纱布包好，将所有原料一同下锅，加水煮粥。

- 当归10克，川芎6克，白芍20克，熟地黄15克，人参6克，白术14克，茯苓20克，甘草9克，黄芪30克，瘦猪肉50克，共同煎煮，不要放任何调味品，煮熟后吃肉喝汤，每日3次。

脾胃为后天之本、气血生化之源，为防止产后出现泌乳异常，首先要保证脾胃有良好的消化吸收功能，产后饮食宜清淡，且要保证营养。产妇要有乐观的情绪，精神愉悦，睡眠充足，这样才能保证有效、健康地哺乳，既有利于产妇产后康复，又有利于婴儿健康成长。

哺乳期两侧乳房一边大一边小怎么办

一些女性产后由于哺乳习惯的问题，会出现一边胸大一边胸小的情况。

1.导致乳房大小不一的原因

○ 哺乳期哺乳方式不对

很多妈妈哺乳时习惯于只用某一侧乳房授乳，使两侧乳房授乳机会不均等，这就导致授乳机会多的一侧乳房变大而另一侧变小。

一些较小的婴儿可能在吃了一侧乳房内的奶后已经饱了，或仅从另一侧乳房中吃少量的奶，所以有些年轻的妈妈常有先喂乳汁多那侧乳房的习惯。如果婴儿经常从一侧乳房吃奶多，另一侧乳房吃奶少的话，那么吃得少的那侧乳房的乳汁必会逐渐减少，甚至停止分泌，更会造成两侧乳房大小不一。

○ 体内雌激素和泌乳素的问题

女性分娩后，两侧乳房便开始分泌乳汁，若一开始就出现两边乳汁分泌不均的情况，可能是两侧乳房对于泌乳激素的敏感度有所不同，对激素不敏感的那一侧乳房，就会产生乳汁较少的情况，所以造成乳汁多的一侧乳房较大，这与妈妈的体质有关，并不是因为喂母乳之后才导致此情形发生。

2. 乳房一大一小的解决办法

• 每次先让宝宝吸小的一侧乳房，再吸大的一侧，让小的乳房分泌更多乳汁。如果一侧乳房的乳汁就够宝宝一餐，也要让宝宝先吃小的那侧，吃空后，再换另一侧。一次吃不完，要将另外一侧的乳房用吸奶器吸空，大概两三个星期后小的乳房就会明显增大些，慢慢两边大小就差不多了。

• 做点穴催乳按摩，每天早晚多给小的那侧乳房做点穴催乳按摩，通过按摩乳房来刺激泌乳素及腺体的敏感度，增加脑垂体的激素释放，激活乳腺细胞，促进乳汁分泌，同时可以让更多血液流向胸部，给乳腺输送营养，以达丰胸功效。

母乳喂养成功的技巧

早接触、早吸吮、早开奶

1. 早接触

早接触是指母婴皮肤接触应在分娩后30分钟以内开始，接触时间不得少于30分钟。

分娩过后，就应将宝宝放到妈妈身边，保持母子肌肤相亲。使妈妈在经过较长时间的待产、分娩后心理上得到安慰，也使初生的宝宝在皮肤接触时很快表现安静。此项措施不仅促进了母婴情感上的紧密联系，也使新生儿的吸吮能力尽早形成。

2. 早吸吮

新生儿出生后20～30分钟其吸吮反射最强，以后逐渐减弱，24小时后又开始恢复。在一般情况下，即产后新妈妈和宝宝一切都正常的情况下，半小时内就可以开始哺喂母乳了。

早吸吮的好处：

• 尽早让婴儿吸吮乳头，可以使妈妈体内产生更多的催产素和泌乳素，增强子宫收缩，减少产后出血。

• 早吸吮可刺激乳腺泡，促进妈妈泌乳反射，有助于早下奶及乳汁分泌。

• 让婴儿吃到营养和免疫价值最高的初乳，增强婴儿抗病能力。

• 尽早地让宝宝吸吮乳汁，能使宝宝感觉到母爱和温暖。

• 新生儿通过吸吮和吞咽可刺激肠蠕动，促进胎便的排泄。

• 母婴早期皮肤接触和新生儿早吸吮，有利于母乳喂养成功。

3.早开奶

早开奶是指新生儿出生以后尽早开始第一次喂奶。

乳腺初次生成的乳汁称为初乳，是一种发黄或清澈的糖浆样液体。初乳富含蛋白质和抗体，可以保护新生的小宝宝避免感染，还能帮助其排出体内的胎粪、清洁肠道。婴儿早开奶可得到初乳，早得到第一次免疫。

早开奶的好处：

● 不仅有利于乳汁分泌，而且还可以促进乳管通畅，防止奶胀及乳腺炎的发生。

● 新生儿通过早开奶的吸吮和吞咽，促进肠蠕动及胎便的排泄。

● 新生儿的吸吮动作可以反射性地刺激母亲的子宫收缩，有利于子宫的尽复原，减少出血和产后感染的机会，且有利于产妇早日康复。

● 早开奶使婴儿得到更多的母爱，能尽快满足母婴双方的心理需求，使感受到母亲的温暖。

● 帮助妈妈树立母乳喂养的信心。许多新妈妈不相信只靠自己的乳汁 喂饱宝宝，其实，不论乳房的形状、大小如何，只要方法得当，都能分泌足 奶水。妈妈要对母乳喂养充满信心。

母婴同室的重要性

所谓母婴同室，就是让妈妈和孩子一天24小时在一起，这是建立母婴关系、母子感情的良好开端。除非因为早产、抢救等一些因素，新生儿原则上应该满足母婴同室要求。让婴儿睡在妈妈身旁，当妈妈看到孩子可爱的表情，听到孩子的哭声时，能促使泌乳反射的产生。宝宝经常看到妈妈微笑的面容，闻到奶香的气息，听到妈妈熟悉的声音，得到深情的爱抚，对生长发育也是有好处的。所谓按需哺乳，就是孩子饿了就开始哺乳，不要硬性规定时间。

为什么要这样做呢？因为产后1周是产妇逐步完善泌乳的关键时刻。

此外，对于新生儿来说，在最初1周内要适应与在子宫内完全不同的宫外生活，非常需要一种安慰，而吸吮乳头则是他所渴求的最好安慰。

正因为婴儿的不断吸吮，才会使妈妈泌乳功能不断完善，而乳汁大量分泌，这既满足了孩子生理上的需要，也满足了心理上的需要。

母乳喂养期间如何清洁乳房

如何喂养婴儿才最"干净"？这是妈妈经常头疼的问题。事实上，婴儿刚出生后，吸吮妈妈乳房时，首先接触到的是妈妈乳头上的需要氧气才能存活的需氧菌，继之是乳管内的不需要氧气也能存活的厌氧菌，然后才能吸吮到乳汁。

为了保证母乳喂养的清洁，妈妈可先用温湿毛巾擦洗乳房，切不可使用含有消毒剂的湿纸巾擦拭乳房，更不可先挤压乳房，弃去一些乳汁再喂养婴儿。婴儿在吸吮乳房时，妈妈乳头和乳头周围皮肤上正常存在的需氧菌和乳管内正常存在的厌氧菌会随着吸吮与乳汁一同吸入宝宝口腔，进入消化道。这就是人类消化道正常菌群的最初基础。母乳喂养过程能够促进孩子肠道正常菌群建立，不仅利于母乳的消化吸收，而且能够促进免疫系统成熟，预防过敏发生。

妈妈和宝宝都舒适的哺乳姿势

对于新妈妈来说，母乳喂养是件挺辛苦的事，一开始喂奶时大多数妈妈都比较笨拙。

母乳喂养的姿势有很多，有的妈妈喜欢坐在床上，有的喜欢坐在椅子上。掌握正确的哺乳姿势不但有利于婴儿更好地吸吮乳汁，还是预防乳头疼痛和皲裂的关键。

正确的哺乳姿势

*1.*侧卧式

该哺乳姿势适合剖宫产术后的妈妈及夜间哺乳的妈妈。妈妈在床上侧卧，与宝宝面对面。宝宝的头不要枕在妈妈臂弯上，脸朝向妈妈，嘴巴对着乳头，使宝宝的嘴和妈妈的乳头保持水平方向。用枕头支撑母婴背部，这种做法可以让妈妈在宝宝吃奶时得到休息，有利于

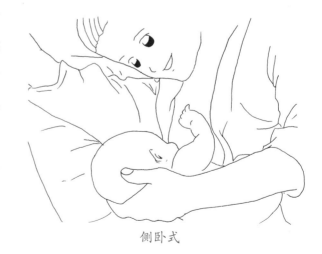

侧卧式

妈妈产后恢复。

2.摇篮式

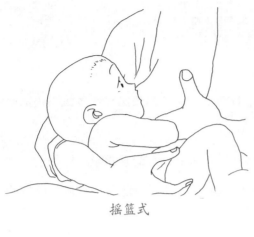

摇篮式

这是最简单且常用的哺乳姿势。妈妈手臂的肘关节内侧支撑住宝宝的头，使他的腹部紧贴住妈妈的身体，再用另一只手托着乳房。

3.交叉式

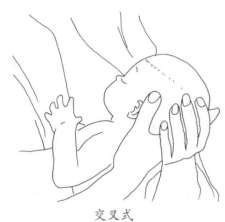

交叉式

这种抱法适合早产儿，或者吮吸能力弱、含乳头有困难的小宝宝。这种抱法和摇篮抱法中宝宝的位置一样。但是这种抱法妈妈不仅要将宝宝放在肘关节内侧，还要用双手扶住宝宝的头部。这样妈妈就可以更好地控制宝宝头部的方向。

4.橄榄球式

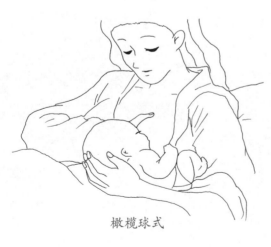

橄榄球式

该哺乳方式适合双胎及宝宝含接有困难，乳房较大或乳头内陷、扁平的妈妈。将宝宝放在妈妈身体一侧，用枕头托住宝宝身体，宝宝的头枕在妈妈手上，妈妈用同侧前臂支撑宝宝的背，手则扶住宝宝的颈和头，另一只手托着乳房，以便形成有效哺乳。

正确的哺乳姿势要点

无论选择哪种姿势，妈妈都必须让宝宝的脸贴向乳房，与宝宝胸贴胸、腹贴腹，下颌贴乳房。

喂宝宝吃母乳时，妈妈一手抱起宝宝，另一只手托起乳房，用乳头碰碰宝宝嘴唇，让他的嘴张开，将大部分乳晕和乳头塞入宝宝嘴中，宝宝的下颌紧贴乳房，鼻子对着乳头，头与身体呈一直线，面颊鼓起呈圆形，含接时可见到上方乳晕比下方多，有慢而深的吸吮，有时会有暂停，会看到宝宝的吞咽动作和听到吞咽的声音。

无论哪种体位，重要的是妈妈要舒适、放松，使宝宝可以含接大部分乳晕，有效吸吮。

怎样判断母乳是否充足

对正在哺乳的新手妈妈而言，最担心的便是乳汁供应是否能让小宝宝吃饱。的确，新生宝宝能否健康成长，充足的奶水绝对是第一要素。

要知道自己的奶水够不够，可以从以下指标观察。

1. 指标1：视胀奶情况

哺乳前妈妈感觉到乳房胀满，哺乳时有下乳的感觉，哺乳后乳房变柔软，代表母乳充足。

2. 指标2：以哺乳时间来判断

喂奶时伴随着宝宝的吸吮动作，可以听见宝宝"咕咚咕咚"吞咽的声音，每次喂哺时间不超过20分钟。

3. 指标3：宝宝吃奶后睡眠时间的长短

宝宝吃饱时会主动将妈妈的乳头吐出，并安静地睡3～4小时；在两次喂奶之间，宝宝很满足、安静。

4. 指标4：观察宝宝的排便情况

观察宝宝一天的尿量，一般情况下尿布24小时湿6次以上，尿量在300毫升左右；宝宝大便软，呈金黄色、糊状，每天2～4次。

5. 指标5：宝宝的体重变化

正常情况下，刚出生10天内的新生儿会出现体重生理性下降，过了10天之后，健康、营养摄取足够的宝宝体重会渐渐增加。

一般的情况下，宝宝体重平均每周增长150克左右，满月时可增加600克以上。

符合上述所说的几点，就说明妈妈的母乳是充足的。

小婴儿知道饥饱吗

刚刚出生的宝宝显示的第一个本领就是吃奶，他不但会吃奶，还知道什么时候该向妈妈要求吃奶，例如用哭声代表他饿了。

宝宝饿了的表现：

●饥饿性哭闹。

●用小嘴找乳头。

●当把乳头送到他的嘴边时，他会急不可待地衔住乳头，满意地吸吮着。

●吃奶时非常认真，很难被周围的动静打扰。

宝宝吃饱了的表现：

●吃奶漫不经心，吸吮力度减弱。

●有一点儿动静就停止吸吮，甚至放下乳头，转头寻找声源。

●用他的小舌头把乳头抵出来，再放进去，还会抵出来，如果这时你再试图把乳头送给他，他会把头转过去，不理睬你，甚至会以哭来抗议妈妈的强迫。

前面所说的是一般情况，还有一些特殊情况：

●新生儿睡眠时间比较长，尤其是出生两周以内的新生儿，除了吃奶，几乎所有的时间都在睡觉，有的甚至一次睡眠时间超过四五个小时，这时，是叫醒宝宝吃奶，还是让他自然醒来？当然是要叫醒宝宝吃奶，早产或体重低的宝宝，觉醒能力差，如果一直让宝宝睡下去，有可能发生低血糖。所以，如果小儿睡眠时间超过3小时仍然不醒，就要叫醒，给宝宝喂奶。如果宝宝仍然不吃，就要看看宝宝是否有其他异常情况，是否生病了。如果是在后半夜，就不要主动去叫醒宝宝，除非时间超过6小时一直都没有吃奶。

● 宝宝睡十几分钟就醒。这时你是否在宝宝一醒就喂奶呢？这是不对的。如果是没有喂饱，就应该尽量一次喂足，不要养成吃一会儿就睡，睡一会儿醒来再吃的习惯。如果偶尔一两次出现这种情况，就不要介意，如果很频繁，就要寻找原因了，是否奶水不足？宝宝是否有消化不良？是否该换尿布了？是否是宝宝想玩一会儿？还是有什么其他情况？新妈妈应该不断积累养育孩子的经验，学会观察宝宝的各种表现。

奶水太冲怎么办

乳汁少是个问题，乳汁太多、太冲也是个问题。每次给宝宝喂奶，宝宝都打挺儿、哭闹，刚把乳头放入口中，很快就吐出来，甚至拒绝吃奶，奶水向外喷出，甚至喷宝宝一脸；当宝宝吸吮时，吞咽很急，一口接不上一口，很易呛奶，这就是奶冲造成的。妈妈的奶水太冲该怎么办呢？

● 采取剪刀式哺喂，妈妈一手食指和中指呈剪刀样夹住乳房，让乳汁缓慢流出。

● 当妈妈感觉奶水要溢出时，可以暂时让宝宝离开乳头，妈妈用纸巾按住乳头，然后再让宝宝吃。

● 妈妈少喝汤，适当减少乳汁分泌；也不要挤，因为挤出去的前奶含有丰富的蛋白质和免疫物质等营养成分，而后奶的脂肪含量较多。若每次都把前奶挤出来让宝宝吃后奶的话，宝宝就多摄入了脂肪，少摄入了蛋白质等其他营养成分，造成营养不均衡。

宝宝溢奶、吐奶、呛奶的处理办法

1. 溢奶和吐奶的区别

首先要弄清楚婴儿是吐奶还是溢奶，这两者的含意不同，原因和处理方法也不一样。

一般宝宝吐奶的量比较多，可发生在喂奶后不久，甚至是半小时以后，吐奶前宝宝有张口伸脖、痛苦难受的表情。婴儿溢奶则量少，多发生在刚吃完奶时，是指婴儿吃奶后从口边溢出奶液，多是由于婴儿在吃奶后片刻更换尿布或更改体位引起。宝宝溢奶一般是正常现象，不影响生长发育，随着年龄的增长溢奶情况会逐渐减轻，到6个月后多可自然消失，妈妈不必多虑。

2. 溢奶的预防及处理方法

● 在每次喂奶后把宝宝竖起来放在肩上轻轻拍背，直到宝宝打嗝以后才能躺下，可以减少溢奶。

● 3个月以内的宝宝，一般不用枕头，但可以在头下垫一块折叠的毛巾。把宝宝放下时头偏向一侧，以免溢奶时奶水呛到肺里。

●防止吃奶时吸入空气。在喂奶时，要让孩子的嘴裹住整个乳头，不要留有空隙，以防空气乘虚而入。

●喂完奶后，抱起和放下宝宝时动作要轻柔，不可用力摇晃。

3.吐奶的原因及症状

宝宝吃奶后奶水从口中急速涌出到口腔外为吐奶，多数与婴儿胃部发育尚不完善有关。其他原因还有喂养和护理不当、喂奶前哭闹、吃得太饱、奶的流速太快、喂奶的姿势不正确、喝奶后的体位变化过猛、拍嗝的方法不正确、胃内空气没排空等。

这些情况的宝宝易发生吐奶：早产儿、先天胃功能差的新生儿、患病的新生儿。

4.怎样避免吐奶情况的发生

○ 母乳喂养的新生儿

如果母乳的流量过急，新妈妈可倾听新生儿喝奶的声音，若发出不均匀的吞咽声则表明呛奶或吐奶即将发生，应及时停止哺喂，待呼吸均匀后再继续哺喂；或食指和中指呈剪刀状夹住乳房上方，阻止奶的流量过快。

○ 人工喂养的新生儿

一定要注意观察第一次哺喂时奶嘴的流量不能过快或过慢，及时调换奶嘴；也可试着减少喂奶量。

○ 情况特殊的新生儿

早产儿和部分新生儿的喉软骨发育不完善，也会发生呛奶和吐奶。可以选用防呛奶瓶、早产儿专用奶瓶。如果将以上各种造成呛奶、吐奶的原因避免后仍然不能解决问题，可以改变睡床的倾斜度，使新生儿的喉咙高于床面水平的高度。

新生儿采取右侧卧并倾斜45°喝奶，喝完奶不要及时竖抱排胃内空气，要保持喂奶姿势不变10～15分钟。

吐奶一般都在新生儿出生后半个月发生，1～2个月吐奶是最严重的时期，到三四个月时一般就会减轻。

小贴士

一些病理性因素如先天性幽门狭窄、胃肠炎、溃疡病等，均可造成婴儿呕吐。这种呕吐量较多，较频繁，伴有奶块，甚至有绿色胆汁或血性物呕出；患急性脑膜炎的婴儿可出现喷射性呕吐，应及早带宝宝到医院诊治。

5.呛奶

○ 呛奶的常见症状

呛奶是百天内婴儿的常见症状，人工喂养儿多于母乳喂养儿，好发于寒冷季节。通常表现为妈妈哺乳或奶瓶喂养后婴儿出现频繁剧烈的刺激性咳嗽，随之吐出大量奶汁，严重呛奶会将奶汁或奶块呛入气管，阻塞呼吸道，影响气体交换，造成严重缺氧导致窒息。此时患儿表现为面色、口唇青紫，呼吸断断续续。若不及时抢救可在数分钟内因窒息而死亡。

6.预防宝宝吐奶的妙招

○ 先换尿布后喂奶

如果宝宝吃奶时也到了该换尿布的时间，最好把尿布换完再吃奶。当他在肚子饱饱的时候，被妈妈左翻右翻，还被拎起双腿垫尿布，宝宝就很容易吐奶。同样，按摩、抚触、洗澡等都应安排在喂奶前，以防喂奶后过多翻动引起宝宝溢奶。

○ 掌握好喂奶的时间间隔

一般乳汁在胃内排空时间为2～3小时，所以每隔3小时左右喂1次奶比较合理。如果喂奶过于频繁，上一次吃进的乳汁还有部分存留在胃里，必然影响下一次的进奶量，或是引起胃部饱胀，以致吐奶。

○ 采取适宜的喂奶姿势

妈妈坐着抱宝宝喂奶，相对躺着喂奶造成宝宝吐奶的机会要少。因为怀抱里的宝宝身体倾斜，胃的下口便相应有了一定的倾斜度，吸入的奶汁由于重力作用可部分流入小肠，使胃部分腾空。躺着喂奶的宝宝稍一晃动便易造成奶汁向食管回流而吐奶。

○ 注意宝宝吃奶的口型

喂奶时，妈妈应注意将整个乳头和大部分乳晕都塞入宝宝的口中，而不是仅仅将乳头塞入，否则宝宝吃奶时容易吸入空气。

宝宝吃奶时空气吸入过多，在胃内与奶汁混合，气体上排（嗳气）时会将奶汁一齐带出，容易造成吐奶。

○ 喂奶后不要急于把宝宝放下

吃奶过程中，不要让宝宝吃得太急，喂奶中间妈妈可以拍一次嗝；给宝宝喂完奶后，妈妈也不要立即把宝宝放到床上，而应将宝宝竖直抱起，让他趴在妈妈肩头。妈妈用手轻拍宝宝背部，让随吸吮而吞入的空气排出（即打嗝），之后再放下宝宝就不易吐奶了。

○ 吃完奶后宜右侧卧

宝宝在吃饱后，睡姿以右侧卧位为宜，因右侧卧位时胃的贲门口位置较高，幽门口的位置在下方，乳汁较易通过胃的幽门进入小肠，可防止吐奶。

如果宝宝仰卧时发生吐奶，吐出来的奶液易反吸入鼻腔甚至气管，引起呛咳或窒息。

○ 排除鼻腔阻塞

喂奶前妈妈先看一下宝宝鼻腔是否阻塞，如果是，最好先清洁鼻腔再喂奶；要避免宝宝过饿或大哭后喂奶。

○ 选择合适的奶嘴孔

如果奶嘴孔过小，宝宝就要用力吸吮，容易导致空气与奶汁一起吸入，引起吐奶；奶嘴孔过大，宝宝吸吮时又容易被呛着而引起咳嗽。所以，在选用奶嘴时，妈妈要挑选奶嘴孔大小适合宝宝月龄的奶嘴。

○ 奶瓶与嘴呈45°

将奶汁充满奶嘴后再给宝宝喂奶，还有喂奶时奶瓶后部要略高于前部，使奶汁始终充满奶瓶前部，不留进空气的间隙。若宝宝吸吮奶水的速度太快，则每吸15~20口时将奶嘴移开，轻拍宝宝的背部以排出过多的空气，休息一会儿后再喝。

7. 呛奶的处理方法

● 宝宝躺着时突然吐奶，可立即将婴儿置于右侧卧位或者俯卧位，千万不要马上抱起，否则容易呛奶。

● 如果抱着宝宝时遇到吐奶，立即将宝宝身子倾斜脸朝下，方便奶液流出。

● 宝宝吐奶后，要仔细检查口腔、鼻腔是不是还有残留奶瓣，如果有可用棉签及时清理干净，以免宝宝吸入肺里。

● 如果宝宝呛奶时发生窒息，可立即让宝宝趴在大人手臂或者大腿上，稍用力地拍宝宝的背，也可以用手指弹脚心尽量让他哭，这样宝宝就可以用嘴呼吸。

● 如果宝宝发生了窒息，无论急救措施是否奏效，都需要第一时间送往医院，避免发生吸入性肺炎。

宝宝拒绝妈妈乳头怎么办

乳头混淆现在已成为导致母乳喂养失败的最重要原因之一。很多家长和月嫂不重视也不了解如何成功实现母乳喂养，而过早地用奶瓶给新生宝宝喂配方奶粉。很快，宝宝熟悉了吸吮奶嘴的方法，对吸吮妈妈的乳头既没有兴趣也不知道该怎么吸吮。看着哭闹却不肯吸吮妈妈乳房的宝宝，家人既心疼又着急。其实每个宝宝天生都会吸吮，家长一定要及时纠正宝宝的乳头混淆，让宝宝学会适应母乳喂养。

乳头混淆的宝宝拒绝妈妈乳头的最大原因是觉得这样吃奶没有吃奶瓶来得快、来得容易。妈妈在喂奶之前，可以尝试刺激乳汁分泌，让宝宝一含接就能大口吃到母乳。

有的家长以为饿着宝宝，这样宝宝最后就不得不吃母乳了。其实这是错误的，饥饿的宝宝不会有耐心来探索吸吮乳头的技术的。最好在宝宝不太饿、心情好的时候尝试喂母乳，这样宝宝会更有耐心多尝试一会儿。妈妈可以先抱着宝宝玩儿，让宝宝靠近胸部，然后自然地把乳头送到宝宝嘴边。不要突然喂母乳，不要强迫喂，也不要过于频繁地尝试喂奶，以免让宝宝产生抵触情绪。

纠正乳头混淆的诀窍是：在宝宝饥饿的时候，可以在喂母乳前先给他用小勺喂一口配方奶，然后赶紧把妈妈乳头放进宝宝嘴里，一般宝宝都会接着吸吮母乳。也可以到药店买个一次性针头，取下上面的软管，一头放入盛有配方奶的小碗里，一头顺着妈妈的乳头放进宝宝的嘴里。如果买不到针头，也可以在宝宝吸吮妈妈乳房时，用奶瓶滴到妈妈的乳晕上，然后顺着乳头流入宝宝嘴里，给他一种错觉。一般坚持几次宝宝就能接受妈妈的乳头了。

哺乳期感冒能喂奶吗

许多产妇感冒了不敢吃药，怕影响乳汁的成分，对宝宝不利，又怕把感冒传给孩子。那么在哺乳期间，到底能不能吃药呢？可以吃什么药？如果吃了药要隔多长时间才能给宝宝喂奶呢？下面介绍不同类型的感冒对哺乳的影响。

1.哺乳期轻度感冒

症状：仅有打喷嚏、流鼻涕及轻度咳嗽。

用药：不需要用药。

能否喂奶：可以在戴口罩的情况下继续喂奶。刚出生不久的小宝宝自身带有一定的免疫力，不用担心会将感冒传给宝宝而不敢喂奶。

2. 哺乳期较严重感冒

症状：打喷嚏、流鼻涕及咳嗽，咽喉不舒服。

用药：适当服用感冒清热颗粒，每次2包，每日2次。若咽喉不舒服，可同时服用板蓝根颗粒，每次2包，每日4次，热开水冲服。

能否喂奶：在戴口罩的情况下继续喂奶。

3. 哺乳期病毒性感冒

症状：发热、发冷交替，浑身疼痛。

用药：适当吃一些中成药，如双黄连口服液、穿心莲口服液、感冒清热颗粒、板蓝根冲剂、维生素C泡腾片、维C银翘片、感冒冲剂、止咳糖浆等。

能否喂奶：用药后最好暂时停止喂奶（高烧期间可暂停母乳喂养1～2天，停止喂养期间，还要常把乳汁吸出，以保持以后能继续母乳喂养）。

另外，如果妈妈的体温≥38℃，最好停止哺乳。停止喂母乳期间，应当把乳汁吸出，以免造成乳汁淤积。

有乳腺炎可以喂奶吗

乳腺炎是产褥期的常见病，是引起产后发热的原因之一，最常见于哺乳妇女，特别是初产妇。乳腺炎在哺乳期的任何时间均可发生，而哺乳的开始最为常见。当女性患上乳腺炎时，此时会发现乳房有肿块，触痛明显，同时病人可出现寒战、高热、头痛、无力、脉搏快等全身症状。

对于乳腺炎导致发热是否能继续哺乳这个问题，专家指出，患者如果只是单纯地患有乳腺炎，是可以继续给宝宝喂奶的，但是在发热的情况下，就不要给宝宝喂奶了，建议及时住院进行治疗，治疗好了以后再哺乳。

母乳保存时间与方法

当今社会，很多妈妈还在哺乳期就要重返职场投入紧张的工作，要坚持在上班后也进行母乳喂养，就需要在单位将母乳挤出，下班后再带回家。新鲜的母乳该如何保存，才能让宝宝放心地享用呢？储存母乳的步骤如下。

1.第一步——准备用具

准备好吸奶器及储奶用具——保存母乳最好使用密封良好的塑料制品，其次是玻璃制品。最好别用金属制品，因为母乳中的活性因子会附着在金属上，从而降低母乳的养分。现在市面上有专门的母乳储存袋和母乳储存瓶，带有标准的计量刻度，比较方便。

2.第二步——吸奶

吸奶是为储奶做准备，妈妈可以在上班前一天或在上班前将母乳挤出储存，并在容器外贴上挤奶的日期及时间，这样就避免了母乳不洁、过期导致细菌滋生，引起宝宝发生消化道疾病。

在上班时间，妈妈即使再忙也要保证每3小时吸一次奶，这样可以有效防止奶胀和泌乳量的减少，使母乳喂养可以更好地继续下去。吸乳完成后，取下吸乳器，拧上防漏的盖子，贴上日期和容量的标签，放入冰箱冷藏或冷冻，让宝宝有充足的母乳吃。如果单位没有冷藏设备，可以准备一个迷你小冰箱，暂时储存，回到家要尽快让宝宝吃掉或送至冰箱冷藏。

3. 第三步——储存

装母乳的容器要留点空隙，不要装得太满或把盖子盖得很紧，以防容器冷冻结冰而胀破。最好将母乳分成小份（60毫升～120毫升）冷冻或冷藏，方便家人根据宝宝的食量喂食，不会浪费，并要贴上标签，记上日期。

母乳保存时间：母乳挤出后，在室温25℃下自然保存不宜超过4个小时。冰箱冷藏室4℃下保存不宜超过12小时，冰箱冷冻室零下20℃可保存3个月。

4. 第四步——解冻

冷冻的母乳在解冻时，密封袋应该先用冷水冲洗，逐渐加入热水，直至母乳完全解冻并升至适宜哺喂的温度，或放置在冷藏室慢慢解冻退冰。为了不破坏母乳中的养分，不要将母乳直接用炉火或者微波炉加热。

解冻达到适宜的温度后，直接倒入奶瓶中就可以喂宝宝了。但要注意，解冻后的母乳一定要在24小时内吃掉，并且不能再次冷冻。

新妈妈营养食疗与药膳催乳

妈妈吃得好，母乳营养高

　　妈妈的膳食营养与乳汁的质量有十分密切的关系。只有妈妈吃得好，乳汁营养才会充足。

　　当妈妈膳食中营养充足，乳汁中的必需氨基酸的含量也就比较高。当食物中蛋白质含量减少时，乳汁就变得稀而淡。而有些营养素在膳食中的含量不高时，短期内不会从乳汁中反映出来，如维生素类和微量元素类；时间一长，不但乳汁中的含量下降，对妈妈的营养状况也会产生影响。例如，膳食中钙含量不高，短时间内妈妈会通过溶解自己的骨骼来维持乳汁的钙含量，如果膳食中长期钙含量不足，乳汁中的钙含量下降，妈妈就会因为缺钙而发生骨质疏松症。

　　有些营养素含量的高低，还会影响到乳汁的分泌，如果妈妈膳食中缺乏，就会使乳汁分泌的量下降，例如维生素A、维生素E等就有这样的作用。所以，妈妈膳食的营养状况不仅影响到乳汁的质，与乳汁分泌的量也有着密切的关系。

新妈妈产后饮食调理的重要性

　　因为母体分娩时消耗各种营养素，产后大量出汗、恶露也要损失一部分营养，所以，饮食调养对于产妇和新生儿都非常重要。

　　产妇的乳汁分泌，与产妇的身体状况息息相关，而乳汁的质量更是跟产妇的营养情况和饮食有关。健康优质的乳汁，能保证宝宝摄取身体发育所需要的各种物质，保证宝宝的正常生长发育。

为了有充足、优质的乳汁，妈妈应该注意自身的饮食。哺乳期间妈妈在饮食方面应该注意以下几点：

● 多吃富含蛋白质的食物，如鸡肉、鸭肉、鱼肉、动物肝脏等，适量饮用牛奶。鸡蛋和豆类也是哺乳妈妈必不可少的补养食品。但是，蛋白质也不能过量摄取，不然会加重肝、肾负担，还易造成肥胖，反而对身体不利，一般每天摄入90克左右蛋白质就可以了。

● 多吃含钙丰富的食物，哺乳期妈妈对钙的需求量很大，需要多补充含钙量高的食物。

● 因为产妇在分娩过程中都会流失大量的血液，因而产后应多补充一些含铁丰富的食物，不然很容易发生贫血。含血红素铁的食物主要有动物血或肝脏、瘦肉、鱼类、菠菜、油菜、豆类等。

● 合理摄取必需脂肪酸，也是非常重要的。脂肪中所含的脂肪酸对宝宝的大脑发育非常有益，特别是不饱和脂肪酸，对中枢神经的发育特别重要。

● 适当喝一些汤，汤类味道鲜美，易消化吸收，可促进乳汁分泌。例如：鸡汤、鲫鱼汤、排骨汤、猪蹄汤等。

产后何时催奶应因人而异。如果产后奶多可适当推迟喝汤时间，喝汤量也可适当减少，以免乳房过度充盈淤积而不适，甚至可能发生急性乳腺炎。但是催奶汤也不宜喝得太晚，以免奶少的产妇会因"无奶"而心情紧张。

● 食物种类要多样化，不能偏食，菜汤类要荤素搭配，主食还要搭配五谷杂粮等。

哺乳期妈妈饮食所需食材

以下是哺乳期妈妈所需要的主要食材：

● 主食类：小米、糯米、红小豆、薏米、花生、黄豆、黑豆、黑芝麻、红薯、玉米、糙米、黑米、醪糟、龙须面、面包、小点心、奶油小馒头、豆沙包、小花卷、馄饨等。

● 荤菜类：猪肝、鸽子肉、排骨、公鸡、鲫鱼、猪瘦肉、猪蹄、猪腰、乌鸡、鱼、排骨、鸡翅、牛肉、羊肉、鸡蛋等。

● 素菜类：丝瓜、莴笋、豌豆、茭白、西葫芦、菠菜、番茄、莲藕、油菜、豆腐、白菜、冬瓜、胡萝卜、芹菜、西蓝花、茄子、圆白菜、山药等。

● 干菜、干果类：木耳、银耳、黄花菜、海带、藕粉、莲子、百合、核桃、桂圆肉等。

● 调料类：红糖、白糖、冰糖、黄酒、葱、姜、胡椒粉等。

● 补气血：当归、黄芪、党参、枸杞、干贝、冬虫夏草、西洋参等。

● 催奶药：通草、王不留行、路路通、穿山甲片、漏芦、柴胡、紫河车等。

● 水果类：苹果、木瓜、桃子、香蕉、猕猴桃、樱桃、荔枝、草莓、榴梿等。

各类食材的作用及功效

1. 中药类

• 通草：清热利尿，通气下乳。用于湿温尿赤、淋病涩痛、水肿尿少、乳汁不下。

• 王不留行籽：活血通经。用于乳汁不下、闭经、痛经、乳痈肿痛。

• 穿山甲片：有活血通络、消肿排脓、祛风止痛、通乳等功能。古语有"穿山甲，王不留，妇人服了乳长流"之说。

• 漏芦：漏芦有清热解毒、消痈散结、通经下乳之效。

• 路路通：祛风通络，利水除湿，主治风湿性腰痛、心胃气痛、少乳、湿疹、皮炎等。

• 柴胡：退热、疏肝解郁，主治胸肋胀痛、口苦耳聋、头晕目眩、月经不调、子宫下垂等。

• 木通：泻火行水、通脉利血，主治小便赤涩、水肿、胸中烦热、喉痹咽痛、乳汁不通等。

• 丝瓜络：通络、活血、祛风，主治胸肋胀痛，乳汁不通。

• 紫河车（俗称胎盘）：能补肾益精，益气补血，主治肾气不足、精血肾亏、阳痿遗精、腰酸耳鸣、肺肾两虚、消瘦少食、气血不足、体倦乏力、不孕、缺乳等。

• 橘皮：虽无催乳的功效，但在哺乳期患乳腺炎时，能起到治疗作用。

- 蒲公英：具有清热解毒、消痈散结、消炎、凉血等功效。能解毒散结通乳，可治疗乳房热痛，急性乳腺炎等。可内服或外敷，常配金银花等同用。

- 当归：有补血、补气、调节子宫收缩、活血、止血等功效。

- 黄芪：生黄芪可利尿消肿、去毒生肌；炙黄芪可补气、治疗气衰血虚。肠胃炎、高血压患者慎用。不宜与龟甲同时入药。

- 党参：可补气血。

- 枸杞：具有明目补血、滋肾补肝、延缓衰老等功效，可治疗产后腰膝酸软、疲倦乏力。

- 益母草：增强子宫收缩。

- 人参：有大补元气、调节中枢神经系统等功效，主治气血不足引起的心神不安、失眠健忘，常配养心安神药。

- 甘草：具有补脾益气、清热解毒、止痛等功效，主治脾胃虚弱、倦怠乏力、心悸气短。

- 杜仲：能补肝肾、强筋骨，可治疗腰酸背痛、阴部湿痒、痛经、子宫出血、慢性盆腔炎等。

2.五谷类

- 小米：易消化、养胃，加入红糖可补血，帮助产妇恢复体力，还能刺激肠蠕动。

- 花生：能养血通乳，可治疗贫血、出血症。

除了催乳外，花生还有其他功效。花生富含脂肪、人体生命活动所需的各种氨基酸，并且极易被人体消化吸收，常食有滋养、延年益寿的功效。花生所含的维生素E可抗衰老，维生素B_1能营养神经纤维。

●黑芝麻：黑芝麻含钙高、能补肝肾、益气养血，产后气血不足、体虚缺乳的妈妈宜食，多吃可预防钙质流失及便秘。

黑芝麻含有的多种人体必需的氨基酸，在维生素E、维生素B_1的作用参与下，能加速人体的代谢功能；黑芝麻中的铁和维生素E是预防贫血、活化脑细胞、消除血管胆固醇的重要成分；黑芝麻含有的脂肪大多为不饱和脂肪酸，有延年益寿的作用。

肝肾不足、虚风眩晕、耳鸣、头痛、大便秘结、病后虚弱、须发早白、血虚风痹麻木、产后奶水不足等症，若常吃黑芝麻，大有裨益。

●红豆：具有补血、消除水肿、解毒、排脓、活血、通乳的作用，可改善产后贫血。

●薏米：利尿消肿、美颜瘦身，可改善产后水肿，并且美化皮肤，改善色斑问题（月经期忌食）。

●黑豆：含丰富的植物性蛋白，对于风毒脚气、黄疸浮肿有疗效，对腹部和身体肌肉松弛者也有改善作用。

●糯米：具有补中益气、健脾养胃、止虚汗之功效，可防止胃下垂。

●糙米：糙米中含有大量纤维素，具有减肥、净化血液、预防便秘、改善肠胃、帮助新陈代谢及排毒等作用。

●黑米：多食黑米具有开胃益中、健脾暖肝、明目活血等功效，对于女性产后虚弱、病后体虚，以及贫血、肾虚均有很好的补养作用。

●玉米：有开胃、健脾、除湿、利尿等作用，主治腹泻、消化不良、水肿等。玉米中的钙含量接近乳制品，维生素含量也非常高，还可降低人体胆固醇。

●红薯：红薯中含有丰富的膳食纤维，有促进胃肠蠕动、预防便秘和肠癌的作用。

3.蔬菜类

● 丝瓜：丝瓜具有清热解毒、解暑除烦、通经活络、促进乳汁分泌的功效，可治疗气血阻滞的胸肋疼痛、乳房肿痛等。

● 豌豆：又称青豆，性平，含磷十分丰富。有利小便、解疮毒、通乳之功效，主治痈肿、乳汁不通、脾胃不适、心腹胀痛等病症。适宜肝郁气滞而乳汁不通的产妇食用。

豌豆还具有祛除面部色斑、美容养颜、促进肠蠕动、保持大便畅通的作用。但豌豆吃多了容易腹胀，因此消化不良者不宜大量食用。

● 莴笋：具有利五脏、明耳目、通乳汁、利小便之功效，可促进消化，有助于增强食欲，还有通乳之功效。

● 金针菇：性寒，味甘、咸，具有补肝、益肠胃、除湿利尿、止血下乳的功效，治产后乳汁不下。用金针菜炖瘦猪肉食用，很有功效。

● 茭白：含有蛋白质、维生素B$_1$、维生素B$_2$、维生素C及多种矿物质。中医认为，茭白性冷，有解热毒、防烦渴、利二便和催乳之功效。由于茭白性冷，脾胃虚寒者不宜多食。

● 莲藕：祛瘀生新，可及早清除腹内积存的瘀血，增进食欲，促进乳汁分泌。还能缓解神经紧张，帮助排便，促进新陈代谢，消除胀气。

● 豆腐：具有补中益气、调和脾胃、健脾利湿、清肺健肤、清热解毒等功效，豆腐也是一种催乳食品，用豆腐、红糖、醪糟加水煮服，可以催乳。

● 番茄：补血养颜、健胃消食、润肠通便，有降压、利尿、消肿的功效。

● 白菜：白菜含有丰富的粗纤维，不但可以排毒，还能刺激肠胃蠕动，促进大便排泄，帮助消化。对肠癌也有良好的预防作用。

白菜中含有丰富的维生素C、维生素E，多吃白菜，可以起到很好的护肤和养颜效果。

●芹菜：镇静安神，有利于安定情绪、消除烦躁、利尿消肿。芹菜中含有利尿的有效成分，可消除体内的水钠潴留；还能降血压，对于原发性高血压、妊娠性高血压均有效。

●海带：刺激肠道蠕动，促进排便、利尿，增加人体对钙的吸收，预防高血压。可预防乳腺癌和甲状腺肿瘤，抑制肠道内产生致癌物的细菌。

在所有食物中，海带的含碘量最高。碘是人体内一种必需的微量元素。

●冬瓜：清热毒、利小便、止渴除烦、祛湿解暑。但体弱肾虚时应少食，否则会引起腰腿酸痛。

●菜花：有白、绿两种，绿色的又叫西蓝花。两种菜花营养、作用基本相同，绿色比白色胡萝卜素含量高，更容易消化吸收。菜花的维生素C含量极高，能提高人体免疫功能，促进肝脏解毒，尤其是在防治胃癌、乳腺癌方面效果尤佳，有降低人体内雌激素水平的作用。可以降低及阻止黑色素的形成，经常食用对肌肤有很好的美白效果。

对于希望减肥的人来说，它可以填饱肚子，而且不会发胖。

●木耳：能活血化瘀、消滞通便，对贫血、腰膝酸软有功效。木耳中铁的含量极为丰富，故常吃木耳能养血驻颜，令人肌肤红润、容光焕发，并可防治缺铁性贫血（月经期忌服）。

●菠菜：含有大量的植物粗纤维，具有促进肠道蠕动的作用，利于排便。菠菜中含有丰富的胡萝卜素、维生素C、钙、磷及一定量的铁、维生素E等，能供给人体多种营养物质，其所含铁质，对缺铁性贫血有较好的辅助治疗作用。

●香菇：香菇可提高免疫力，还有补肝肾、健脾胃、益智安神、美容养颜之功效。

●茄子：茄子含有丰富的营养成分，除维生素A、维生素C偏低外，蛋白质和钙含量非常高。

●黄瓜：黄瓜有清热、解渴、利水、消肿、降血糖之功效。

黄瓜被称为"厨房里的美容剂"，经常食用或贴在皮肤上可有效地抗皮肤老化，减少皱纹的产生，并可防止唇炎、口角炎。黄瓜中的苦味素有抗癌的作用。

●西葫芦：西葫芦含有丰富的纤维素，能够促进胃肠的蠕动，加快人体的新陈代谢。对人体排毒养颜、预防治疗便秘有很好的作用。

●圆白菜：含膳食纤维，有助消化及排毒。

●山药：可促进血液循环，帮助消化、益肾消浮肿。

●胡萝卜：可消除眼睛疲劳，增加小肠吸收功能。

●白萝卜：可以消除胀气、利尿。

●老姜：老姜的功用在于祛寒、温暖子宫，以帮助排恶露。

●大葱：大葱性温，是我们常用的调味品之一。葱能祛除腥膻、油腻，以及菜肴中的异味，产生特殊香气，并有较强的杀菌作用，可以刺激消化液的分泌，增进食欲。葱还能起到发汗、祛痰、利尿等作用，是治疗感冒的中药之一。

4.肉类

●公鸡：产妇分娩后，血液中的雌激素会随着胎盘的脱出而大幅度降低。此时，催乳素开始发挥泌乳作用。但产妇分娩后若食用炖老母鸡汤，会由于母鸡卵巢中所含的雌激素，使产妇血液里的雌激素再次上升，抑制催乳素发挥泌乳作用，造成产妇乳汁不足甚至无奶。

公鸡睾丸中含有少量的雄激素，因为雄激素有对抗雌激素的作用，所以，产妇产后最好吃公鸡，能促进乳汁分泌增多。公鸡的脂肪较少，产妇吃了不容易发胖，有助于哺乳期保持较好的身材。

鸡屁股是淋巴最为集中的地方，也是储存病菌、病毒和致癌物的仓库，应弃掉不要。

●鲫鱼：富含蛋白质，能促进伤口复原，强化生理机能。具有健脾利湿、利尿消肿、清热解毒、通络下乳的功效，可用于产后缺乳，促进乳汁分泌。

●猪蹄：能补血通乳、治疗产后缺奶。中医认为，猪蹄有强肾壮腰和通乳的作用，适用于肾虚所致的腰膝酸软和产妇产后乳汁缺少之症。而且猪蹄中含有丰富的胶原蛋白，能增加皮肤的弹性，减少皱纹。

●鸽子：俗话说："一鸽胜九鸡。"鸽子的营养价值很高，有补肝壮肾、益气补血、清热解毒、健神补脑、提高记忆力、降低血压、调整人体血糖、养颜美容、加快伤口愈合的功效。

●猪肝：产后吃麻油猪肝，具有破血、将子宫内的血块打散的功效，有助于子宫的污血排出体外。

购买猪肝时，应选购用手指下压有弹性的、颜色鲜嫩的，如果压下去硬硬的不要买。由于肝脏是动物体内的解毒器官，烹饪前应先用清水浸泡1小时以上，再用清水冲5分钟。

●猪腰：可强化肾脏、促进子宫收缩，可治疗腰酸背痛。

●猪心：可安神定惊、活血化瘀、疏通血脉，有养心补血的功效。

●排骨：富含钙、磷、B族维生素及蛋白质，有助产后气血循环。

●乌鸡：有滋阴、补肾、养血、补虚的作用，能调节人体免疫功能和抗衰老，对产后乳汁不足及气血亏虚引起的月经不调、子宫虚寒、行经腹痛等症，均有很好的疗效，是很好的滋补品。

- 鲈鱼：味甘、性平，益脾胃，补肝肾。

- 牛肉：补虚、强筋骨，有消水肿、除湿气等功效。

- 羊肉：羊肉的热量高于牛肉，铁的含量是猪肉的6倍，能促进血液循环，具有造血的显著功效，是冬季最佳补品。

- 鸡肝：有滋补肝肾、明目等功效。

- 鸡心：补心安神、理气舒肝，有降压功效。

- 鸡蛋：鸡蛋富含维生素、矿物质和蛋白质等多种营养物质，具有健脑益智、保护肝脏、预防癌症、延缓衰老、补肺养血、滋阴润燥、防治动脉硬化等功效。蛋黄中的铁质对贫血的产妇有疗效。

- 海参：是零胆固醇的食品，蛋白质含量高，适合产后虚弱、消瘦、乏力、肾虚水肿及黄疸者食用。

- 对虾：虾肉有养血通乳、化瘀解毒、通络止痛、开胃化痰等功效。

- 甲鱼：可滋阴补肾、化瘀降火，对于贫血、体质虚弱者有一定的辅助疗效，肠胃功能虚弱、消化不良者，以及孕妇要慎吃。

- 燕窝：燕窝性平，补肺养阴、补虚养胃，能滋阴调中、美容润肤、减少皱纹。

5. 干果类

- 核桃：有补血养气、补肾、通便、补大脑、美颜、抗衰老等功效。我们都知道核桃是补脑的食物，其实，核桃除补脑以外，还有促进睡眠、保护心脏的作用。

虽然核桃的营养价值很高，但一次不要吃得太多，否则会影响消化。

- 红枣：补血安神、活血止痛。与芹菜同煮，可降低胆固醇。大枣还含有美容作用较强的维生素A、B族维生素及氨基酸等，经常食用，能使面部肤色红润。

- 莲子：具有清热解毒之功效（便秘者忌服）。

- 百合：具有清火润肺、安神等功效。

- 桂圆肉：补气血、益智，可改善产后气血不足、体虚乏力，对于健忘、头晕失眠也有改善作用（阴虚火旺、月经量多者忌服）。

- 银耳：富含蛋白质、B族维生素、粗纤维，是营养佳品。

- 藕粉：生藕属凉性，加工成藕粉后变成温性，易消化，有清热养胃、益气养血、止血等功效。

6.水果类

- 苹果：性平，有解暑、开胃的功效，可促进消化和肠壁蠕动，缓解便秘，还可促进大脑发育，增强记忆力。

- 木瓜：性平，木瓜的功效很多，如降压、解毒、消肿等。

- 桃子：性平，含有多种维生素，以及钙、磷、铁等矿物质，尤其是铁的含量较高。能补益气血、养阴生津、缓解水肿、活血润肠，对产后气血亏虚、面黄肌瘦、慢性发热、盗汗等症有食疗效果。

- 榴梿：性热，可促进体温上升、加强血液循环，产后虚寒者，不妨以此为补品。

- 葡萄：性平，有补气血、强筋骨、利小便的功效。因其含铁量较高，所以可补血，适于女性产后失血过多。

- 龙眼：又称桂圆，性温，可补气血、安神，产后体质虚弱者，适当吃些新鲜的桂圆或干燥的龙眼肉，既能补脾胃之气，又能补心血不足。

- 香蕉：性寒，有清热、润肠的功效。产后食用香蕉，可使人心情舒畅安静，有催眠作用，甚至使疼痛感下降。香蕉中含有大量的纤维素和铁质，有通便补血的作用，可有效预防因产妇卧床休息时间过长，胃肠蠕动较差而造成的便秘。因其性寒，每日不可多食。

● 山楂：性温，有提神醒脑、止血清胃、散瘀活血、助消化、增进食欲的作用，还可降血压、降低胆固醇。

● 火龙果：有预防便秘、益智补脑、预防贫血、美白皮肤、防黑斑的功效。能明显改善失眠、健忘、神疲等症。

● 樱桃：含铁量高，位于水果之首。可防治缺铁性贫血，增强体质，健脑益智，能祛风除湿，对风湿、腰腿疼痛有疗效。

● 猕猴桃：性凉，维生素C含量极高，有解热、利尿、通乳的功效，对于剖宫产术后恢复有利。

产后哺乳妈妈的饮食禁忌

1.忌过咸食物

盐中的钠可引起水潴留。孕妇到了孕晚期身体里要比怀孕前多40%的水分，产后需要一段时间才能将身体里多余的水分排泄出去。月子期间若吃盐分高的食品，会导致体内水分无法排出、松弛的内脏不易收缩，甚至乳房也会因此松弛下垂。不过坐月子期间也要摄入少量盐，因产后出汗多、排尿多，需要补充一定量的盐来维持水电解质的平衡。

2.忌刺激性饮品

一些有刺激性的饮品，如浓茶、咖啡、酒精类饮料等会影响睡眠及肠胃功能，产妇喝了之后对婴儿不利。比如产妇在哺乳期间饮茶，茶内的咖啡因可通过乳汁进入婴儿体内，引起婴儿肠痉挛。所以，产妇在哺乳期不宜饮用浓茶、咖啡和酒精类饮料。

3.忌辛辣食物

辛辣温燥食物可使产妇上火，出现口舌生疮、大便秘结或痔疮等症状，还会通过乳汁使婴儿内热加重，引起口腔炎、流口水等毛病。所以，产妇不宜吃辛辣食物，尤其在产后一周之内应禁忌。辛辣食物包括韭菜、蒜、辣椒、茴香、酒等。

4.忌寒凉生冷食物

生冷食物既伤脾胃，又影响消化吸收，也容易导致瘀血滞留，引起产后腹痛、恶露不下、乳汁不足或无乳。不但不利于产妇恶露的排出和瘀血的祛除，严重的还会影响婴儿的正常发育，导致婴儿吐奶、腹泻、腹胀等症。

进行母乳喂养的新妈妈即使坐完月子，也不能随便吃生冷和不易消化的食物，如不注意会引起宝宝腹泻。

5.忌多吃鸡蛋

有的新妈妈为了增加营养，甚至把鸡蛋当成主食来吃。其实吃鸡蛋并非吃得越多越好。医学研究表明，分娩后数小时内，最好不要吃鸡蛋。因为在分娩过程中，体力消耗大，出汗多，消化能力也随之下降。若分娩后立即吃鸡蛋，就难以消化，从而增加胃肠负担。

研究还表明，不论是刚分娩的新妈妈还是普通人，一天吃十几个鸡蛋与一天吃3个鸡蛋，身体所吸收的营养是一样的，吃多了只会增加肠胃负担，甚至可能会引起胃病。

6.忌食味精

味精内含有谷氨酸钠，它与婴儿血液中的锌结合后，会生成不能被机体吸收的谷氨酸，导致婴儿锌的缺乏，从而造成婴儿味觉差、厌食等，严重者还可能造成婴儿智力减退、生长发育缓慢等。所以，为避免婴儿出现缺锌症，哺乳期最好不要吃味精。

7.忌滋补过量

如果新妈妈营养过剩，必然会使奶水中的脂肪含量增多，如果宝宝胃肠能够吸收，也会造成宝宝肥胖，使宝宝成为肥胖儿，对其身体健康和智力发育都不利；若宝宝消化能力较差，不能充分吸收，就会出现腹泻，而长期慢性腹泻，又会造成营养不良。

因此，月子餐一定要科学合理地营养搭配，不可营养过剩。

8.忌多喝浓汤

新妈妈产后多喝高脂肪浓汤，不但影响食欲，还会使人身体发胖，变形，并且使乳汁中的脂肪含量过高，使新生的宝宝不能耐受和吸收，引起腹泻。

9. 忌马上节食

通常新妈妈怀孕后体重会增加，许多产妇为了恢复产前的苗条身材，产后便开始节食。

新妈妈怀孕后所增加的体重，主要是水分的滞留和脂肪，一旦给宝宝授乳，必然会消耗体内的大量水分和脂肪，节食后这些脂肪无法满足宝宝的需求。所以新妈妈不仅不能节食，还要补充一定的营养。

10. 忌久喝红糖水

红糖性温，它的功效是活血化瘀、补血暖胃、帮助恶露排出、促进子宫收缩。

顺产者从能够进食时开始喝，剖宫产者排气后开始喝，两者都以喝7~10天为宜。因在分娩10天后，恶露逐渐减少，子宫收缩也恢复正常，如若喝红糖水时间过长，会使恶露血量增多，造成新妈妈贫血。

11. 忌产后马上服人参

许多新妈妈为了增加营养，产后会服用人参，这样做不仅对身体没有好处，而且对健康还有损害。因为人参是大补元气的滋补品，可促进血液循环，加速血液的流动。新妈妈分娩后内外生殖器的血管都有一定的损伤，过早服用人参，有可能会影响受损血管的自行愈合，造成流血不止，甚至引起大出血。

12. 忌吃巧克力

很多新妈妈都爱吃巧克力，但在产后要给宝宝喂奶，若食用巧克力，会对新生儿产生不良影响。因为巧克力所含的可可碱、咖啡因会通过乳汁被婴儿吸收，损伤神经系统和心脏，还会造成宝宝消化不良、睡眠不稳。产妇还会发胖，影响乳汁分泌。

13.忌暴饮暴食

不可暴饮暴食，并且饮食要有规律，不能饥一顿饱一顿，否则容易引起新妈妈的肠胃不适，从而影响乳汁的分泌。

产后饮食调养无论对于新妈妈还是新生儿都十分重要。

特效催乳食谱大全

通草鲫鱼催乳汤

功效：清热利尿，通气下乳。对于产后乳汁缺少者有很好的催乳效果。

材料：鲫鱼1条（约300克），通草30克，葱3段，姜5片，食用油、盐各适量。

做法：先将通草提前浸泡半小时，鲫鱼清理干净；锅内放油，中火烧热转小火，放入姜片，爆至两面起皱但不焦黑；放鱼煎至两面金黄，加入清水，将葱、姜、通草一同放入，大火烧开转小火炖2小时左右，鱼汤呈乳白色即可，出锅放盐。

鲫鱼豆腐汤

功效：鲫鱼营养丰富，对催乳有很好的疗效。豆腐富有营养，含蛋白质较高，对产后乳汁缺少有很好的促进作用。

材料：鲫鱼1条（约300克），豆腐100克，料酒、葱段、姜片、盐、食用油各适量。

做法：豆腐切片，锅内放水加点儿盐，烧开放入豆腐煮5分钟后捞出备用；鲫鱼清理干净，抹上料酒、盐腌10分钟；锅中放油，中火烧热转小火，放入姜片，爆至两面起皱但不焦黑；放鱼，煎至两面金黄，加水，大火烧开转小火慢炖1小时左右；加入豆腐片和葱段，再煮半小时，出锅放盐调味即可。

黄芪鲈鱼汤

功效：能补肝肾、益脾胃，对产后少乳、气血不足的人有很好的补益作用。

材料：鲈鱼1条（约500克），黄芪50克，红枣2颗，枸杞20克，姜片5片，米酒1小匙。

做法：将鲈鱼清洗干净，切成3段备用，锅内加水约3000毫升，放入黄芪、枸杞、红枣、姜片，大火烧开后转小火煮20分钟左右，然后放入米酒和鲈鱼再煮10分钟即可。

花生黄豆猪蹄汤

功效：可以补血通乳，奶水不足者可多饮用此汤。

材料：猪前脚1只，红皮花生30克，黄豆30克，葱3段，姜6片，盐适量。

做法：花生、黄豆提前浸泡3小时；猪脚洗净从中间劈开，切成6小块；砂锅里加满清水，先将猪蹄放入，开锅后撇去浮沫，再将花生、黄豆、葱段、姜片加入，大火烧开后转小火慢炖3小时左右，出锅放盐调味即可。

猪蹄瓜菇汤

功效：养血通乳、催奶，适于体质虚弱、乳汁不足者。

原料：猪蹄1只，丝瓜1根，香菇3朵，豆腐1小块，姜5片，当归5克，黄芪10克，盐适量。

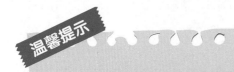温馨提示

乳少者可将当归、黄芪改为穿山甲片、王不留行、路路通等催乳药材。也可全用猪蹄和药材一起炖，不放丝瓜、香菇和豆腐等。

做法：丝瓜切滚刀块，豆腐切片备用；猪蹄洗净，从中间劈开剁小块，放入开水中煮5分钟，撇去浮沫捞出；当归、黄芪洗干净后入料盒；煲汤砂锅加水，放入猪蹄、香菇、姜片和中药料盒，大火烧开后转小火炖3小时左右至肉烂，然后加入丝瓜、豆腐再炖10分钟，最后加盐调味即可。

猪蹄肉皮汤

功效：猪皮和猪蹄具有和气血、润肤美颜的功效，更是产妇调理佳品，既能美容又有催乳的效果。

材料：猪蹄1只，肉皮100克，红皮花生50克，老姜6片，葱一棵，盐适量。

做法：肉皮清理干净泡水切片，花生泡发；猪蹄洗净剁成块，用沸水煮3分钟撇去浮沫捞出；煲汤砂锅加满清水，加入猪蹄及所有材料；大火烧开后转小火慢炖3小时左右使猪蹄烂透，出锅放点儿盐即可。

黄芪当归乌鸡汤

功效：气血双补、滋阴补肾，适用于气血不足、肾虚、乳汁不足者。

温馨提示

乌鸡汤中放一些冬虫夏草，可滋补气血，恢复体力。

材料：乌鸡半只，老姜20克，葱1根，黄芪50克，当归10克，大枣3颗，虫草若干，盐适量。

做法：乌鸡清理干净，去头尾、切块，汆烫去血沫；煲汤砂锅加水，所有材料一同加入，大火烧开后转小火炖3小时左右，出

锅放盐即可。

醪糟鸡催乳汤

功效：有补五脏、健脾胃、补气补血的功效，适用于体虚缺乳的产妇。

材料：乌鸡半只，当归10克，党参30克，醪糟汁200毫升，姜片、葱段、盐各适量。

做法：乌鸡去头去爪，用清水浸泡半小时，再用开水余烫一下，撇去浮沫；把党参和当归洗干净塞入鸡腹内，砂锅加清水2500毫升左右，放入葱段、姜片、醪糟汁，大火烧开后改用小火慢炖至熟透；把姜、葱捞出，最后加盐调味即可。

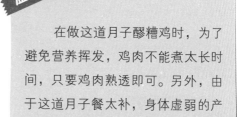

温馨提示

在做这道月子醪糟鸡时，为了避免营养挥发，鸡肉不能煮太长时间，只要鸡肉熟透即可。另外，由于这道月子餐太补，身体虚弱的产妇不能吃太多。

莲藕排骨汤

功效：补气补血、去瘀生新，可清除腹内积存的瘀血，增进食欲，促使奶水分泌。还能缓解神经紧张、帮助排便、促进新陈代谢、消除胀气。

材料：排骨300克，莲藕200克，当归10克，黄芪20克，党参20克，葱3段，姜5片，盐适量。

做法：排骨余烫去血沫，莲藕去皮切块；砂锅放清水，所有材料一同下锅，大火烧开后转小火慢炖2.5小时左右，出锅时放点儿盐即可。

黄花菜瘦肉粥

功效：有止血、消炎、清热、利湿、消食、明目、安神等功效，对产后肾虚体弱、失眠、乳汁不下等有疗效。

材料：猪瘦肉100克，黄花菜50克，盐、葱末、姜末各适量。

做法：干黄花菜提前浸泡1小时，洗净切碎，猪肉洗净切细丝；锅内放水，将黄花菜、猪肉一同下锅，大火烧开后转小火煮30分钟左右，肉将熟时放入盐、葱末、姜末，煮至完全熟透即可。

理气疏肝粥

功效：疏肝解郁、理气行滞，适用于产后气滞所致的缺乳、恶露不下等。

材料：大米50克，香附、川芎各10克，赤芍12克，柴胡、陈皮、甘草各5克，红糖适量。

做法：先把中药洗净煎熬，取汁去渣，大米洗净加入药汤一起熬粥，最后加入红糖即可。

醪糟蛋花汤

功效：北方人所说的"醪糟"，南方人叫"酒酿"，醪糟不仅可以益气、活血，还有散寒消积、营养滋补之功效，而且有利于产妇利水消肿、促进乳汁分泌。

鸡蛋富含维生素、矿物质和蛋白质等多种营养物质，具有健脑益智、保护肝脏、延缓衰老、补肺养血、滋阴润燥等功效。

材料：醪糟300克，鸡蛋1个，大枣3颗，枸杞、红糖各适量。

做法：红枣洗净提前泡一会儿，去掉枣核备用；锅里放入适量冷水，放入处理好的红枣、醪糟、枸杞、红糖；鸡蛋用筷子打散成蛋液，锅烧开后把蛋液淋入，呈鸡蛋花状即可。

木瓜牛奶蒸蛋

功效：健脑益智、延缓衰老、美容护肤，促进乳汁分泌。

木瓜中含有一种木瓜素，能直接刺激乳腺分泌乳汁，对产后乳汁稀少或乳汁不下很有疗效。

材料：木瓜200克，牛奶1袋，鸡蛋1个。

做法：木瓜洗净，去皮、去籽、切块，平铺盘底；鸡蛋加牛奶打散，淋在木瓜上面，隔水蒸10分钟即可。

养颜木瓜银耳汤

功效：滋阴润肺、补血安神、美容养颜、丰胸下乳。

材料：银耳15克，木瓜100克，红枣3颗，冰糖适量。

做法：银耳泡发，红枣洗净泡一会儿去核备用；先将银耳下锅，大火烧开后改小火慢煮1小时左右，待银耳煮至浓稠时加入红枣再熬30分钟；放入冰糖和木瓜再煮一会儿就可以了。

花生黄豆浆

功效：能保护心脏、降糖、降脂、养血增乳、养颜，治疗奶水不下。

材料：花生50克，黄豆50克。

做法：花生、黄豆提前泡一晚上，下锅煮熟，捞出，放在料理机一起打碎呈糊状即可。也可放点儿冰糖或白糖。

桂圆蜜枣炖木瓜

功效：青木瓜能刺激黄体激素，促进乳汁分泌，蜜枣可保护肝脏，消除疲劳。

材料：青木瓜200克，蜜枣30克，桂圆30克，冰糖适量。

做法：锅中放入桂圆和蜜枣，煮至汤汁香浓后再加入木瓜，稍煮片刻后放冰糖即可。

花生豆奶

功效：润肤美颜、养血通乳、提高人体免疫力。

材料：黄豆、花生各50克，牛奶250克，白糖适量。

做法：先将黄豆、花生浸泡一晚，花生、黄豆、牛奶、白糖一同放入料理机内打成汁即可。

黑芝麻豆浆

功效：乌发美颜、滋补肝肾、润肠通便、养血增乳。

材料：黑芝麻、花生、黑豆各30克。

做法：将花生与黑豆按一定时间浸泡后，再与黑芝麻一起放入料理机内，打成汁即可。

花生双豆浆

功效：养血通乳、保护心脏，对脚气浮肿、肌肉松弛有改善作用。

材料：花生、黄豆、黑豆各30克，白糖适量。

做法：将花生、黄豆、黑豆提前浸泡，然后锅内加水煮熟，连水带豆一同放入料理机，加入白糖，打成汁即可。

乌鸡榴梿汤

功效：可治疗产后乳汁缺少者。但此汤增乳量快，要必须保证在乳腺畅通的情况下食用。

材料：乌鸡半只，榴梿50克，葱3段、姜3片。

做法：将乌鸡洗净剁块，凉水入锅汆烫去血沫，将汆烫过的乌鸡、葱段、姜片放入汤锅，加水，大火烧开后转小火炖2小时左右，然后把葱、姜挑出，放入切好的榴梿块，再煲半小时即可。

王不留行穿山甲猪蹄汤

功效：古语有"穿山甲、王不留，妇人服了乳长流"之说。王不留行和穿山甲片能通络下乳、疏肝解郁，有补血通乳、利水除湿、祛风止痛等功效。

材料：前猪蹄1只，穿山甲片、王不留行各15克，带皮老姜、盐各适量。

做法：将王不留行、穿山甲片放入冷水中浸泡半小时，猪蹄洗净切块备用；

砂锅放入清水，加入猪蹄，开锅后撇去浮沫，将王不留行和穿山甲片用纱布包裹，与带皮老姜一同放入砂锅，煲3小时左右至猪蹄熟烂，出锅加盐即可。

丝瓜豆腐汤

功效：具有除烦理气、解毒通便、润肌美容、下乳汁等功效。可治疗气血阻滞的胸肋疼痛、乳房肿痛等。

材料：丝瓜半根，豆腐1块，老姜、香油、盐各适量。

做法：丝瓜洗净，去皮切小块，豆腐也切小块；锅内放水烧开，将丝瓜、豆腐、老姜一同放入，煮熟后加盐、香油即可。

木瓜牛奶

功效：补钙、丰胸、催乳。

材料：木瓜200克，牛奶1袋。

做法：将木瓜洗净，去皮切小块后放在碗里，加入牛奶，放入微波炉加热2分钟即可食用。

鸡蛋芝麻盐

功效：催乳。

材料：鸡蛋2个，芝麻30克。

做法：将芝麻炒熟后碾碎，放少许盐拌匀，用煮熟的鸡蛋蘸着吃。

红豆醪糟蛋花汤

功效：补血散瘀、消除水肿、利水通乳、可促进子宫收缩、排出恶露，还有助于产妇形体恢复。

材料：红小豆50克，醪糟200克，鸡蛋1个，红糖适量。

做法：红小豆提前浸泡，加水煮烂，放入醪糟煮沸；鸡蛋打入碗内，搅匀后淋入，等漂起蛋花时加入红糖调味即可。

党参大枣粥

功效：补气血，适于产后身体虚弱、乳汁外溢者。

材料：大枣5颗，党参10克，小米50克。

做法：大枣去核，提前泡一会儿，党参洗净用纱布包上，小米淘洗干净；将所有原料一同下锅，加水煮成粥即可。

猪蹄茭白汤

功效：可促进乳汁分泌，适用于产后乳汁不足或无乳等。

材料：猪蹄1只，茭白（切片）100克，生姜2片，料酒、大葱、盐各适量。

做法：猪蹄用沸水烫后刮去浮皮，拔去毛，洗净，放入锅内；加清水、料酒、生姜片及大葱，旺火煮沸，撇去浮沫；改用小火炖至猪蹄熟烂，最后投入茭白片，再煮5分钟，加入食盐即可。

大枣猪蹄汤

功效：补血益气、强身通乳。

材料：猪蹄1只，大红枣、花生米、绍酒、食用油各适量。

做法：猪蹄洗净、切块，大红枣、花生米用水泡透；锅内加水适量，烧开，放猪蹄块，再烧开后，将猪蹄捞出。将油倒入锅中，放入姜片、猪蹄块，淋入绍酒爆炒片刻，加水，用中火煮至猪蹄软烂、汤色变白，加少许盐调味即可食用。

黄芪炖鸡汤

功效：黄芪甘温，能补气健脾、益肺止汗，可补气生血而化生乳汁，民间常用于治疗产后乳汁缺少，又可补虚固表，治疗产后虚汗症。

材料：黄芪50克，枸杞15克，红枣10颗，公鸡1只，葱1棵，生姜2片，盐、米酒各适量。

做法：黄芪入滤袋内，公鸡洗净后氽烫、冲凉、切块，葱切段备用。以上食材加入清水，小火炖1小时后加盐、米酒即可食用。

乌鱼丝瓜催乳汤

功效：温补气血、生乳通乳。

材料：乌鱼1条，丝瓜300克，盐、食用油、黄酒、姜各适量。

做法：乌鱼处理干净，剁成块，丝瓜洗净切段，老姜洗净切片备用；锅内放油烧热，放鱼块煎至微黄，锅内注入清水适量，放入姜片、盐、黄酒，大火烧开后转小火慢炖，快出锅时放入丝瓜再炖5分钟即可。

木瓜花生大枣汤

功效：可健脾开胃、通乳。此汤对增加乳汁有显著疗效。

材料：木瓜750克，花生150克，大枣5颗，冰糖适量。

做法：花生、大枣提前浸泡，木瓜去皮、去核、切块；锅内放水，先放花生和大枣，大火烧开转小火慢煮，半小时后放入木瓜和冰糖再煮10分钟即可饮用。

通草猪蹄催乳汤

功效：猪蹄里含有丰富的蛋白质、脂肪，具有较强的补血活血作用，通草可以利水通乳汁，搭配在一起食用不仅通乳效果好，还可促进产妇尽快康复。

材料：猪蹄1只，通草10克，葱、姜、盐、黄酒各适量。

做法：先把猪蹄洗净，刮干净皮毛，与通草、葱、姜、黄酒一同放在砂锅里，加清水，先用大火煮，水开后转小火煮2～3小时，至猪蹄酥烂为止，出锅前5分钟加盐调味即可。

猪骨催乳汤

功效：猪骨具有补气、补血、生乳的作用，加上通草后催乳效果更强。

材料：新鲜猪骨（腔骨、排骨、腿骨皆宜）500克，通草6克。

做法：先洗净猪骨，放在锅里加上清水，与通草一同在锅里煮1～2小时，直至熬成1小碗猪骨汤，再放入少许酱油。1次喝完，连续喝3～5天。

虫草蒸对虾

功效：有补肾壮阳、养血化瘀、解毒通乳、镇静安神之功效。对于乳汁不足、筋骨疼痛、产后手足疼痛酸麻等症状有改善作用。

材料：对虾10只（约200克），冬虫夏草5克，红枣6颗，绍酒、盐各适量。

做法：冬虫夏草和红枣洗净，放入砂锅加水煎熬半小时，去渣取汁盛入碗中，加绍酒、盐调匀；对虾挑除虾线，洗净，摆在盘子里，淋上调味药汤，放入蒸锅，用大火蒸15分钟即可。

做催奶汤要以妈妈乳腺管是否通畅为原则。宝宝刚出生时，新妈妈乳房分泌的乳汁为初乳，此时的乳汁比较黏稠、色黄。如果过早喝催乳汤，乳汁下来过快、过多，而此时宝宝胃口小吃不了那么多，会导致乳腺管不通畅，使乳汁淤积。乳管堵塞会出现乳房胀痛，甚至可能发生急性乳腺炎。所以催奶汤最好在产后2～3周再开始喝。

如果产后奶水够吃可适当推迟喝汤时间，喝汤量也可适当减少。但是乳少者催奶汤也不宜喝得太晚，否则产妇会因"无奶"而心情紧张。人有个体差异，每位产妇都要量身定做适合自己的"月子食谱"。

催乳的误区

1. 误区一：生完宝宝马上喝浓汤催乳

家里的老人常常在产妇刚分娩后就开始大补，各种营养丰富的汤水源源不断。这样做真的对吗？

其实，产后头两天产妇乳汁分泌不太多，都是初乳，含有丰富的免疫物质，应该让宝宝多多吸吮。一方面让宝宝熟悉妈妈的乳房，频繁吸吮初乳，使乳腺导管通畅，促进乳汁早分泌；另一方面，可促进宝宝尽早排尽胎便，减少早期黄疸的发生。

一般乳汁多在产后第三天开始大量分泌。在宝宝尚未习惯妈妈的乳房，充分吸吮妈妈的乳房，乳腺管尚不通畅时，过早地饮用大量的"下奶汤"，常可导致乳汁淤积，乳房胀痛，甚至患上乳腺炎。

因此，产后一两天内，喝些清淡的汤或者吃医院特别配制的产后营养餐，既能保持能量充足、迅速恢复体力，也能很好地保证乳汁的分泌。

2. 误区二：产后马上喝老母鸡汤

俗话说：老母鸡汤既能补元气，又能催奶，一举两得。但是，产后马上喝母鸡汤并不好。因为母鸡卵巢中含有一定数量的雌激素，如果过早饮用鸡汤，会使产妇血液中的雌激素水平上升，抑制催乳素发挥作用，造成产妇乳汁不足甚至无奶。

3. 误区三：忙于瘦身，过度节食

有些上班族的妈妈，为尽快恢复苗条身材，以便投入工作，产后便着力控制饮食，争取在最短的时间内把孕期增加的体重减下去。其实，这种观念是错误的。

产后想要乳汁充盈，最简单的诀窍在于心情舒畅、营养均衡、注意休息。如果妈妈总是想着尽快恢复身材，让自己常处于饥饿状态，那就很容易奶水不足，会直接影响到宝宝的生长发育。

所以，新妈妈产后不要急于减肥，采取节食的做法来控制体重。哺乳会消耗大量热量，本身就是一种减肥。

4. 误区四：给宝宝多攒一些奶水

有的妈妈产后始终坚持母乳喂养，可后来发现乳汁却越来越少。这是什么原因呢？正常情况下，奶水肯定是越吃越多的。出现乳汁分泌不见增加、反而减少的情况，原因很多：可能为了攒奶，以为多存会儿，可能会更多一些。其实这是错误的。哺乳时让宝宝把乳房的乳汁吸空，才能保证正常分泌乳汁。

每次哺乳时应该让宝宝充分吸吮一侧乳房，如果宝宝没有吃饱，可以换到对侧乳房，直至充分吸吮后自动放弃乳房为止。下次再从后喂的那侧乳房开始吸吮，让双侧乳房获得相同的吸吮机会，以保证乳房大小的均匀，产奶均匀。

另一方面，由于新生儿生长发育速度很快，需要的奶量也在不断增加，使新妈妈在一段时间内（产后2~4周），可能会出现暂时性的母乳不足，宝宝爱哭闹，频繁吸吮母乳，如此一来，妈妈就觉得奶不够了，有的妈妈甚至坚持不住了，给宝宝添加了配方奶。此时应该满足宝宝，按需哺乳，适当增加营养，或多喝一些下奶汤，经过短时间的调整，妈妈的奶水又会增多了。所以，母乳喂养的信心十分重要，营养和技巧也不容忽视。

素食主义产妇吃什么可催乳

刚生完宝宝的新妈妈如果遭遇产后少乳，首先想到的是吃猪蹄、喝鲫鱼汤，但是一些素食主义的妈妈怎么办呢？其实不少蔬菜，甚至水果也同样有良好的催乳作用。

1.莲藕

莲藕具有香、脆、清、利、可口等特点，含有大量的淀粉、维生素和矿物质，营养丰富，清淡爽口，能够健脾益胃，润燥养阴，行血化瘀，清热生乳。产妇多吃莲藕，能及早清除腹内积存的瘀血，增进食欲，帮助消化，促使乳汁分泌。

2.金针菜

金针菜又叫萱草花，是萱草上的花蕾部分，俗称黄花菜。它是一种多年生宿根野生草本植物，根呈块状，喜欢生长在潮湿的地方。金针菜营养丰富，每100克干金针菜含蛋白质14.1克，这几乎与动物肉相近。此外，还含有大量的维生素B_1、维生素B_2等。它有利湿热、宽胸、利尿、止血、下乳的功效。治产后乳汁不下，用金针菜炖瘦猪肉食用，极有功效。

3. 茭白

茭白性味甘冷，有解热毒、防烦渴、利二便和催乳功效。现在一般多用茭白、猪蹄、通草（或山海螺），同煮食用，有较好的催乳作用。

4. 莴笋

莴笋分叶用和茎用两种，叶用莴笋又名"生菜"，茎用莴笋则称"莴笋"，都具有各种丰富的营养素。按照营养成分分析，除铁质外，其他均是叶子比茎含量高。因此，食用莴笋时，最好不要将叶子丢弃。莴笋含有多种营养成分，尤其含矿物质、钙、磷、铁较多，能帮助骨骼生长、坚固牙齿。莴笋有清热、利尿、活血、通乳的作用，尤其适合产后少尿及无乳的产妇食用。

5. 豌豆

豌豆又称青小豆，性味甘平，有利小便、生津液、解疮毒、止泻痢、通乳之功效。青豌豆煮熟淡食或把豌豆苗捣烂榨汁服用，皆可通乳。

6. 海带

海带中含碘和铁较多，碘是制造甲状腺素的主要原料；铁是制造红细胞的主要原料，有预防贫血的作用。

哺乳期乳房的保健

乳房下垂的预防与塑形

1. 为何产后乳房会下垂

很多年轻母亲放弃母乳喂养的最大原因是担心乳房下垂变形。其实，乳房的下垂与妊娠后体内雌孕激素的分泌、妈妈体重增长过多，以及重力和遗传等因素有很大关系，并不全是因为母乳喂养造成的。

○ 与孕期激素变化有关

乳房变形，其实从怀孕那刻就开始了。

女性在怀孕之前激素水平恒定，乳房能保持固定形态。但怀孕后，激素水平就开始发生变化：从怀孕2个月开始，由于体内雌激素和孕激素的变化，乳房内的激素、脂肪和乳腺组织都会增加，激素的作用使乳腺开始发达，从而使乳房明显变大，皮肤随之拉伸紧绷。但女性分娩后，体内激素水平降低，脂肪和乳腺组织都快速减少，已经被撑大的乳房表皮自然就松垮下来了。所以，无论是否进行母乳喂养，女性的乳房都会有所下垂。

○ 与长期胀奶有关

在哺乳期内，很多妈妈的奶水很充足，这使妈妈的乳房增大，皮肤紧绷，乳房表面的皮肤被牵伸扩展，乳房的悬吊支撑结构的弹性也随之降低，导致乳房日后弹性降低、松弛下垂。

○ 与减肥有关

哺乳结束之后很多妈妈第一时间想到的就是减肥，快速减肥使乳房内脂肪骤然减少，从而造成胸部下垂。

○ 不正确佩戴乳罩

有些妈妈为了图方便，哺乳期根本不戴乳罩，久而久之乳房变得下垂后还误认为是哺乳导致的，其实这跟没有及时佩戴合适的乳罩是直接相关的。

○ 母乳喂养姿势不正确

不正确的哺乳姿势，也是导致乳房变形的一个重要原因。妈妈在喂奶时，体位要轻松、舒适，全身的肌肉要放松，一般采用坐位哺乳较好，而对于剖宫产的产妇，也可采用侧卧或仰卧位进行哺乳。

许多妈妈在宝宝吃奶的时候任由宝宝的嘴巴拉拽乳头，时间长了乳房被拉扯变形；还有一些妈妈哺乳期结束后发现自己的乳房一边大一边小，也是由于没养成良好的喂养方式造成的。妈妈在给宝宝喂奶时要两边乳房轮流喂，这样才能使两边乳房大小相同。

2. 哺乳期如何预防乳房下垂

○ 佩戴合适的胸罩

从妊娠期开始，就要坚持戴胸罩。随着乳房的增大，选用合适的孕期胸罩，从妊娠期第7个月时，准妈妈就应换上大一号的胸罩，最好去买哺乳专用胸罩。

产后哺乳期要选用尺寸合适的哺乳期胸罩，托住乳房，防止乳房下垂，缓解胸大肌及韧带的压力。

假如不戴胸罩，重量增加后的乳房会明显下垂，尤其是在工作、走路等乳房震荡厉害的情况下，下垂就越明显。戴上胸罩，乳房有了支撑和扶托，乳房血液循环通畅，对促进乳汁的分泌和提高乳房的抗病能力都有好处。佩戴胸罩还能保护乳头不被擦伤。

○ 避免体重增加过多

在妊娠期间和哺乳期要避免体重增长过多，因为肥胖也可以促使乳房下垂。

○ 不要节食减肥

有些妈妈面对自己发胖的身体，急于进行节食减肥，节食的后果是使乳房的脂肪组织也随之缩小。对于产后的新妈妈，体重需要一年左右的时间才能逐渐恢复，因此不要急于节食减肥，应当采用其他方法。

○ 正确哺乳

在哺乳期内，妈妈要采取正确的哺乳方法。在给宝宝喂奶时，新妈妈四根手指并拢托住乳房下围，既可以预防乳房下垂又可以使婴儿吮吸时更加通畅。

每次哺乳都要让宝宝把奶水都吸完，避免胀奶。两个乳房要交替喂奶，当宝宝只吃空一侧乳房时，妈妈要将另外一侧的乳房用吸奶器吸空，保持两侧乳房大小对称。

哺乳时，注意保护好乳头。不要让宝宝牵拉乳头，在哺乳期避免乳腺炎的发生。

○ 沐浴乳房

在沐浴时，使用莲蓬头冲乳房，最好进行冷热交替喷洒，冷热的交替刺激有助于提高胸部皮肤张力，促进乳房血液循环。

○ 经常按摩乳房+扩胸运动

有空时要多做乳房按摩和扩胸运动，让乳房更有弹性，自然地坚挺。只要在睡前多多用手指轻揉胸部，上班时利用空余时间伸展双手就可以了。

如果过了哺乳期，或者乳房已经出现下垂的前兆，要辅助做一些胸部锻炼，来帮助乳房恢复弹性和健美。比如扩胸运动、双臂上举、伏地挺身、俯卧撑、游泳（特别是蛙泳）、划船等运动，以达到锻炼胸部肌肉的目的。

如果及时进行胸部肌肉锻炼，乳房会看上去坚挺、结实，丰满。但健胸运动不是一日之功，需要长期坚持，效果才明显。

哺乳期如何预防乳腺增生

乳腺增生是女性最常见的乳房疾病，其发病率占乳腺疾病的首位。近些年来该病发病率呈逐年上升的趋势，年龄也越来越低龄化。乳腺增生症是正常乳腺小叶生理性增生与复旧不全，乳腺正常结构出现紊乱，属于病理性增生，它是既非炎症又非肿瘤的一类病，多发于30～50岁女性，发病高峰为35～40岁。

乳腺增生发病与内分泌失调、精神、情志等因素相关，而处于哺乳期的女性情绪容易低落，加之日夜照顾孩子，辛苦劳累，以及面临家庭的各种问题、各种压力，容易出现内分泌失调、自主神经紊乱，长此以往则易出现乳腺增生。

因此，哺乳期的妇女应注意以下方面。

1.保持好心情

哺乳期女性如过于悲哀、忧虑、愤怒以致情志不畅，会出现乳汁不通、郁结的情况。长此以往，可能导致乳腺增生。

2. 注意饮食

饮食上应多吃全麦食品、豆类和蔬菜，加快身体代谢，减少乳腺的不良刺激；适当控制动物蛋白摄入（由于哺乳期的特点，女性需适量摄入动物蛋白以提高身体机能，促进恢复）。

3. 定时哺乳

哺乳期过短或不哺乳的女性较易出现乳腺增生，目前鼓励女性进行母乳喂养，且应定时哺乳，这样不仅对宝宝的生长发育有益，而且可减少乳腺相关疾病的发生。

4. 养成良好的生活习惯

良好的睡眠不仅有利于平衡内分泌，更给体内各种激素提供了均衡发挥功效的环境，继而可减少相关疾病的发生。

怎样区分乳腺增生和乳腺癌

这两种乳腺疾病的相同之处就是两者均可触摸到有乳房硬块。但乳腺增生的硬块质地一般较软，或中等硬度，且多发于双侧，大小不一，可为结节状、块状或颗粒状，活动度强，与皮肤及周围组织无粘连。

乳腺增生的肿块大小、性状常随月经周期及情绪变化而发生变化，多数伴有经前乳房胀痛、触之疼痛等症状，而且乳房肿块的大小性状可随月经而发生周期性的变化，肿块生长缓慢，好发于中青年女性。

而乳腺癌的乳房硬块质地上一般比较硬，有的坚硬如石，肿块多发于单侧，肿块可呈圆形或不规则形，可长到很大，活动度差，易与皮肤及周围组织发生粘连，肿块与月经周期及情绪变化无关，可在短时间内迅速增大，好发于中老年女性。

乳腺增生自我检查步骤

- 视：面对镜子双手下垂，仔细观察乳房两边是否大小对称，有无不正常突起，皮肤及乳头是否有凹陷或湿疹。

- 触：左手上提至头部后侧，用右手检查左乳，以手指指腹轻压乳房，感觉是否有硬块，由乳头开始做环状顺时针方向检查，逐渐向外约三四圈，至全部乳房检查完为止，用同样方法检查右侧乳房。

- 卧式自我检查：平躺下来，右肩下放一个枕头，将右手弯曲至头下，重复"触"的方法，检查右侧乳房。同样方法检查左侧乳房。

- 拧：除了乳房，还要检查腋下有无淋巴肿大，最后再以大拇指和食指压拧乳头，注意有无异常分泌物。

预防乳腺疾病从畅通乳腺增生开始，没有乳腺增生就没有乳腺癌！

为什么要给宝宝断奶

所谓断奶并非断掉一切乳制品，而只是断母乳。给宝宝断奶的时间最好在宝宝1～1.5岁，世界卫生组织建议母乳喂养可以延至宝宝2岁。

母乳虽是婴儿最理想的食物，但是随着宝宝一天天长大，母乳的质和量都不能满足婴儿生长发育的需求，一般到6个月但不早于4个月，就需要添加辅食以满足身体发育所需。因此，尽管有的妈妈母乳量充足，从6个月起也应按时添加辅食为断母乳做准备。同时，仍应继续母乳喂养，以免影响能量和营养素的充分摄取。这个断奶的过渡时期要持续数月。随着辅食添加，可以逐渐减少母乳喂哺的时间和次数。断母乳应该是一个有计划的自然适应过程，尽量不要骤然给宝宝断掉母乳，以免宝宝不适应而引起营养不良。

断奶的最佳时间

把握好婴儿断奶的最佳时间，可以让宝宝更加健康地成长。一般来说，婴儿断奶的最佳时间要考虑到妈妈和宝宝两方面因素。

1.由新妈妈因素决定的宝宝断奶时间

由于新妈妈自身一些原因而不得不给宝宝断奶的情况比较多，比如新妈妈奶水不足、上班、生病等原因，从这个角度讲，新妈妈至少应坚持纯母乳喂养至宝宝6个月。

2.由宝宝因素决定的宝宝断奶时间

随着宝宝一天天长大，宝宝的食量逐渐增大，胃肠道内的消化酶也逐渐增多。特别是6个月之后，纯母乳喂养已经不能满足宝宝的生长需求。另外，随着乳牙的萌出，让宝宝的消化能力越来越强，对食物和营养也有了新的要求。此外，如果吃母乳过久，宝宝可能因依恋母乳而不愿吃其他食物，这势必造成营养不良，影响宝宝的生长发育。

断奶的最佳方式

不管妈妈选择什么时候给宝宝断奶，都要注意，这是个循序渐进的过程，不能说断就断，否则宝宝一下子不能适应新的食物，可能拒绝食用，也可能因为不适应新的饮食而造成消化不良等疾病。

1.循序渐进，自然过渡

如果宝宝对母乳依赖很强，快速断奶可能会让宝宝不适，如果新妈妈非常重视哺乳，又天天和宝宝在一起，突然断奶可能有失落感，因此新妈妈可以采取逐渐断奶的方法。从每天喂母乳6次，先减少到每天5次，等妈妈和宝宝都适应后，再逐渐减少，直到宝宝不依赖母乳。

2.少吃母乳，多喝配方奶

开始断奶时，可以每天多给宝宝喝一些配方奶。需要注意的是，尽量鼓励宝宝多喝配方奶，但只要他想吃母乳，妈妈不该拒绝他。

3.先断掉临睡前的奶和夜奶

大多数母乳喂养的宝宝都有晚上睡觉前吃奶和夜里吃奶的习惯。宝宝白天活动量很大，不喂奶还比较容易，最难断掉的，恐怕就是临睡前的奶和夜奶了。新妈妈可以先给宝宝断掉夜里的奶，再断临睡前的奶。这需要妈妈的积极配合，宝宝睡觉时，妈妈避开一会儿，让家人把宝宝哄睡了再回到宝宝身边。

4.减少对妈妈的依赖

断奶前，要有意识地减少妈妈与宝宝相处的时间，增加爸爸照料宝宝的时间，给宝宝一个心理上的适应过程。刚断奶的一段时间里，宝宝会对妈妈比较黏，这个时候，爸爸可以多陪陪宝宝，让宝宝明白爸爸一样会照顾他，而妈妈也一定会回来的。对爸爸的信任，会使宝宝减少对妈妈的依赖。

5.培养孩子良好的行为习惯

断奶前后，妈妈因为心理上的内疚，容易对宝宝纵容，不管宝宝的要求是否合理。但妈妈这样做，反倒使宝宝的脾气越大。因此，在断奶前后，妈妈适当多抱一抱宝宝，多给他一些爱抚，但是对于宝宝的无理要求，不要轻易迁就，不能因为断奶而养成了宝宝的坏习惯。

给宝宝断奶的注意事项

1.选择最佳季节

选择比较舒适的季节进行断奶，如春末或秋天。在适宜的季节，生活方式和习惯的改变对宝宝健康冲击较小。如果天气热，宝宝本来就很难受，断奶会让他大哭大闹，还可能因饮食习惯改变导致胃肠不适应，引发呕吐或腹泻；冬天天气太冷，因为断奶可能会使宝宝晚上睡眠不安，容易感冒生病，引起上呼吸道感染等。

而春季和秋季气候舒适宜人，宝宝出汗少，食欲很好，容易适应食物的转变。另外，春秋季节市场上各种瓜果蔬菜的品种很丰富，可以全面满足断奶后宝宝的营养需求，所以说春季和秋季是最佳的断奶季节。

2.选择最佳时间

通常，宝宝在1～1.5岁时已逐渐适应母乳以外的食品，加上这个年龄段的宝宝基本已经长出几颗切齿，胃内的消化酶日渐增多，肠壁的肌肉也发育得比较成熟，是断奶的最好时机。如果未能及时把握，断奶时间越晚，宝宝恋母的心理越强，以致造成宝宝只吃母乳而不肯吃粥、饭和其他离乳食品。

3.宝宝生病时，不要断奶

如果准备给宝宝断奶时宝宝生病，可在病愈后2～3周开始断奶，但是最迟不应该超过2岁。

4. 做好断奶心理准备

最重要的是要在心理上使宝宝觉得断奶是一个很自然的过程。在断奶前先让宝宝习惯配方奶，接受配方奶，断奶后才能够由配方奶来代替母乳的营养。当宝宝看到其他宝宝吃母乳时，要告诉宝宝："你已经长大了，小宝宝才吃妈妈的奶，你现在不吃了，是大孩子了！"当婴儿对母乳以外的食物味道感兴趣的时候，应该用适当的语言诱导和强化，使婴儿受到鼓励和表扬，从而感到心情愉快。

在断奶期间，不要让宝宝看到或触到母亲的乳头，但也不应母婴分离，家里的其他亲人也应有意识地多与婴儿接触，如带宝宝去公园，多接触大自然，开阔眼界，跟宝宝一起玩他感兴趣的游戏，转移宝宝的注意力，使宝宝感到身边的人都爱他，都跟他玩，使他高兴，有安全感、信任感。尽量让孩子减少对母亲的依赖。让孩子的注意力转移到游戏和游玩中去，减少吃母乳的欲望。

断奶期间，宝宝最好不要与妈妈同床睡觉，或是同屋不同床，这样孩子不会因为闻到妈妈身上的气味而引起吃母乳的欲望。

在宝宝哭闹时，父母及家里的亲人一定要帮助安抚宝宝，给宝宝更多的关爱，千万不可急躁，更不能训斥宝宝。这样就不会因断奶而给婴儿造成心理上的伤害。

错误的断奶方式千万要避免

1.将宝宝厌奶当成断奶好时机

在宝宝4个月或6个月大时，有些宝宝开始胃口不佳，对吃奶兴趣下降，甚至拒吃母乳。因此，一些妈妈就误以为宝宝罢奶等于宝宝自我断奶，打算趁机给宝宝实行断奶。

实际上，4个月大的宝宝生长速度有所减缓，因此对奶的需求量也会下降；而在6个月时，由于长牙会造成宝宝口腔疼痛、流口水、低烧等不适症状，也会让宝宝对吃奶没什么兴趣。

不过，这个时期宝宝表现出来的厌奶大多是一种暂时性的生理现象，过不了多久，宝宝的胃口就会自然好转，并非宝宝做好了自我断奶的准备。

一般来说，真正准备好自我断奶的宝宝通常在1岁以上，已经适应了固体食物，对母乳不再过于依赖，这时候的妈妈可以考虑实施断奶计划。

2.宝宝身体不适也要坚持断奶

在断奶的过程中，有些宝宝因为心情不好、饮食转换而引起身体不适，有的宝宝甚至还会生病。有的妈妈觉得好不容易下定决心断奶，担心断奶计划半途而废，于是，明知宝宝身体不适，依然坚持给宝宝断奶。

殊不知，这种做法很不明智。宝宝患病时消化能力减弱，这时断奶增加其他食物的进食量会造成消化不良，会进一步影响宝宝身体的康复。建议正在实施断奶计划却遇到这种情况的妈妈及时进行调整，在宝宝康复之后再行断奶。

另外，如果恰逢宝宝出牙、换保姆、搬家、旅行，以及妈妈重返职场等问题，也不要轻易给宝宝断奶。等到宝宝状态良好时再实施断奶计划更容易成功。科学的断奶方式提倡选好时机、循序渐进、顺其自然、温柔断奶。

3. 迟迟舍不得给宝宝断奶

母乳是宝宝的最佳口粮，好多妈妈也知道，过早地给宝宝断奶，对宝宝的健康成长有不利的影响。于是，有些妈妈特别享受给宝宝喂奶的过程，迟迟舍不得给宝宝断奶。

实际上，断奶过晚也会对宝宝产生不利的影响。宝宝过于迷恋妈妈的奶香，到了该添加辅食的时候，却对辅食提不起太多的兴趣，这必然导致其营养摄入不足。宝宝乳牙萌出后，对食物中营养素的需求量也逐渐增加，需要一些有形的食物锻炼牙齿的咀嚼功能。

另外，迟迟不断奶会增加宝宝患龋齿的概率，还会造成宝宝对母亲过度依恋，不利于心理健康发育。

4. 在乳头上涂抹刺激物

为了尽快给宝宝断奶，不少妈妈会听从长辈的建议，在乳头上涂些辣椒水、风油精、黄连水等，从而让宝宝对母乳反感，实现早日断奶。

殊不知，妈妈的这种做法对宝宝而言却是残忍的"酷刑"。黄连、辣椒水都是刺激性食物，对婴儿口腔黏膜有伤害，会让宝宝感觉受了欺骗，对妈妈甚至外界产生不信任感，更会引起宝宝的愤怒和焦虑，让宝宝表现出更明显的分离焦虑，会导致一些宝宝从吮手指、咬指甲等不良习惯中寻求安慰。

5. 采取亲子隔离法强行快速断奶

为了快速断奶，一些妈妈选择躲出去，将宝宝交给其他人来喂养，比如把宝宝送到娘家或婆家，几天甚至好长时间不见宝宝。

长时间的母子分离，会让宝宝缺乏安全感，特别是对母乳依赖较强的宝宝，因看不到妈妈而产生焦虑情绪，不愿吃东西，烦躁不安，会影响食欲和睡眠，严重的还会生病。

正确的做法是，不实行母子隔离，但在断奶前妈妈可有意识地减少与宝宝相处的时间，增加爸爸照料宝宝的时间。

6. 因不忍心导致断奶半途而废

一些妈妈在断奶的头几天看到宝宝焦虑哭闹，便于心不忍，又继续给宝宝喂奶。其实，反反复复的断奶过程更容易对宝宝造成心理伤害。

断奶期间，爸爸妈妈不妨对宝宝进行情绪上的安抚，多抱抱宝宝，多陪伴宝宝，但断奶决心一定要坚定，绝对不可因宝宝一时的哭闹就打退堂鼓。在实施断奶计划前，妈妈务必做好充足的心理准备，才能真正断奶成功。

给宝宝断奶需要一个过程。在这过程中家长可以尝试用辅食多样化，让宝宝接受别的食物、先断掉临睡前的喂奶和夜奶，以及增加和爸爸相处时间等方式，逐渐淡化宝宝吃母乳的意愿。

断奶后如何回奶

在宝宝断奶的时候，新妈妈的乳汁还会继续分泌，但是又不能给宝宝吃，那么该如何回奶呢？

目前回奶方法主要有两种：一个是人工回奶，一个是自然回奶。

对于母乳喂养时间达到10个月以上的，新妈妈可使用自然回奶的方法，而因为一些特殊原因或者其他疾病使母乳喂养不足10个月的断奶妈妈，多采用人工回奶的方法。另外，对于正常断奶的新妈妈，如果奶水依然过多，而自然回奶效果不好的，也可采用人工回奶的方法。

1. 自然回奶的方法

逐渐减少喂奶次数，缩短单次喂奶时间。这样通过宝宝吸吮刺激的减少，就会使乳汁分泌量自然下降。

新妈妈应注意少喝汤水以及不要食用下奶的食物，如猪蹄、鲫鱼、木瓜、牛奶、豆浆等。可以食用一些帮助回奶的食物，如韭菜、茴香、山楂、花椒等。使乳汁分泌逐渐减少以至全无。

2. 人工回奶、食物回奶的方法

○ 方法一：麦芽糖

炒麦芽120克，加红糖适量，放锅内加水煮开，大火烧开后转小火熬半小时左右，去渣取汁饮用。这是一天的量，一天内分两次喝完。每日1剂，连服3天。给宝宝准备断奶的头一天就开始喝，一般喝三天就没事了。

同时多吃韭菜、茴香（大料）、山楂、花椒等有回奶功效的食物，并配合按摩回乳。

| 小贴士 | TIPS

麦芽具有行气消食、健脾开胃、退乳消胀的功效。在中医临床中，常用麦芽治疗食积不消、脘腹胀痛、脾虚食少、乳汁淤积、乳房胀痛、妇女断乳等。

另外，生麦芽和炒麦芽以及焦麦芽三者的作用有所不同。生麦芽健脾和胃通乳，用于脾虚食少，乳汁淤积；炒麦芽行气消食回奶，用于食积不消，妇女断乳；焦麦芽消食化滞，用于食积不消，脘腹胀痛。

因此，新妈妈在回奶时应选择炒麦芽。

○ 方法二：敷芒硝

还可以用芒硝120克装在两个布袋中，将乳汁排空后，将布袋敷在两个乳房的四周，注意将乳头暴露出来。布袋要扎紧，等待潮湿后更换即可。这个方法也有帮助回乳的作用。

○ 方法三：冰敷法

在使用冰敷法的时候一定要注意冰块的温度不宜过低，不宜直接用冰块进行冰敷，温度过低的时候最好拿条毛巾包裹冰块进行冰敷。当然，也不是一定要选择用冰块进行，只要是温度稍低的都可以用来进行冰敷，以缓解胀奶时乳房的不适。

还可以服用维生素B_6，每次200毫克，每日3次，连服3天（可以减轻乳房胀痛）。

○ 按摩回奶的手法

回奶以产妇不觉胀痛为度，并配合回奶汤剂。

● 取热毛巾（50℃～70℃），热敷两侧乳房5～10分钟。

● 双手抹上按摩油，搓热双手，均匀地涂抹在乳房上，左右手交替画圈。

● 从乳房基底部（也就是乳房根部）向乳头方向施以梳法3～5分钟。

● 用手掌大鱼际在乳晕及四周做环形揉法一圈。对称挤压输乳窦周围的奶汁，从乳头排出。

● 用指摩法顺着乳腺管的方向轻揉至乳头，然后按压乳晕部位，直至把乳汁排出来，乳汁排出不超过2/3。

无论哪种回奶方法，都需要在回乳期间尽量减少对乳头的刺激，不让宝宝吸吮乳头。可以冷敷乳房，让乳腺管收缩，同时少喝液体食物，如牛奶、汤类，忌食促进乳汁分泌的食物，如猪蹄、鲫鱼、木瓜等，否则会前功尽弃。

回奶时的注意事项

● 如果乳房胀得难受，可以挤出乳汁，但是不要完全挤出，否则会促进乳汁分泌，适得其反。

● 回奶期要注意减少对乳房、乳头的刺激，这样泌乳素的分泌会随之减少，乳汁的分泌也逐渐减少。千万不要让宝宝再吸乳汁，也不要让宝宝摸，淋浴时也要避免用热水冲洗乳房。

- 可用冰袋冷敷乳房减轻胀痛感。

- 如果发现乳房里有硬块，要及时用手揉开，防止乳腺炎。

- 回奶期应忌食促进乳汁分泌的食物，如花生、猪蹄、鲫鱼、汤类等，少吃蛋白质含量丰富的食物，这样可以减少乳汁的分泌。回奶期还要注意饮食中减少水的摄入量。

- 在回乳期宝宝再哭再闹也要忍住，切忌断续让宝宝吮吸，更不能在乳头上擦辣椒水或其他刺激性的东西，这样做不仅对宝宝不利，也必然会延长回乳时间。

- 尽量避免使用激素类的药品或回奶针，否则容易引起乳房萎缩或乳腺分泌问题。

妈妈断奶后如何减肥

1.控制饮食

断奶后饮食应该少吃多餐，以水果、蔬菜为主，少吃油腻性食物和零食，特别是晚餐，应控制在七分饱。有些新妈妈可能习惯了哺乳期那种饮食习惯，断奶后难以改变，依然吃得很多，这样会让身材变得更胖，不利于减肥。

2.自己带孩子

因断奶后宝宝不再吃母乳，有的新妈妈就想着终于可以好好休息了，于是把宝宝交给家人带。其实断奶后宝宝最好是自己带，一来可以增进感情，二来在照顾宝宝的过程中，自己也在运动，同时也在消耗体内的水分和脂肪。

3. 适当做家务、增加运动量

到了断奶时期，新妈妈的身体已经基本恢复正常了，做一些家务劳动，既可以减轻家庭负担，又可以消耗脂肪，更有利于身材的恢复。

新妈妈还可以做一些产后瑜伽、产后健身操、产后快走、晚饭后散步、跑步、有氧运动等。

如何给宝宝添加辅食

母乳喂养多长时间合适

世界卫生组织建议宝宝6个月之前应该纯母乳喂养，在合理地添加辅食之后，也要继续坚持母乳喂养。可继续母乳喂养至宝宝2岁。

在中国，越来越多的女性开始意识到母乳喂养的重要性，每年5月20日是中国的"母乳喂养日"。

准备为宝宝添加辅食

母乳是宝宝最好的营养，对于纯母乳喂养的宝宝，它完全可以满足6个月前宝宝的生长发育需要，不需添加任何辅食。

从第6个月开始，单纯的母乳喂养已满足不了宝宝生长发育的需要，这时需要给宝宝添加母乳以外的其他食物，这些逐渐添加的食物就称为辅食。

混合喂养或人工喂养的宝宝4个月以后就可以添加辅食了，纯母乳喂养的宝宝要晚一些，一般6个月添加，但每个宝宝的生长发育情况不一样，因此添加辅食的时间也不能一概而论。

宝宝辅食添加原则

根据宝宝消化系统发育的特点，辅食添加需要遵循由少到多、由稀到稠，由细到粗的原则，要循序渐进，不可操之过急。同时应遵循无盐、少糖、不加调味品的原则。

由少到多：每添加一种新的食品，必须先从少量喂起。而且需要比平时更仔细地观察宝宝，如果没有什么不良反应，再逐渐增加一些。例如，添加果汁、菜水，第1天喂1～2小勺，大约10毫升，第2天喂20毫升，逐天增加；添加蛋黄，先从1/4个蛋黄加起，如果宝宝能够耐受，1/4的量保持几天后再加到1/3，然后逐步加到1/2，3/4，最后为整个蛋黄。

由稀到稠：添加辅食初期给宝宝一些容易消化的、水分较多的流质类辅食，然后过渡到半流质，再慢慢过渡到各种泥糊状食物，最后添加柔软的固体食品。比如从米汤到稀粥，从稀粥到稠粥，从稠粥到软饭，就是由稀到稠的演变。

由细到粗：比如从米汤、稀粥、稠粥到软饭；从面糊、烂面条、碎面条、馄饨到包子、饺子等。

从一种到多种：开始只能给宝宝吃一种与月龄相宜的辅食，并需要连续吃上几天，要等宝宝适应后，再添加新的品种。这样有利于识别导致过敏的食物。如果宝宝的消化情况良好，排便正常，再尝试另一种辅食，千万不能在短时间内一下增加好几种。宝宝如果对某一种食物过敏，在尝试的几天里就能观察出来。例如，添加米糊，就不能同时添加蛋黄，要等宝宝适应米糊后再开始添加蛋黄，等宝宝适应了米糊和蛋黄后，再添加胡萝卜泥。添加一种新的辅食时，孩子不吃，不要强迫，可下次再喂。此次不吃，不等于以后就不吃，应多试几次，尽可能使食物多样化。给宝宝添加辅食时还要注意以下几点：

健康时添加：添加辅食时宝宝吃奶、大便要有规律，选择无疾病时添加。宝宝生病或对某种食品不适应时不能添加。

吃奶前添加：添加辅食最好安排在宝宝吃两顿奶之间，这样不会因为饱了而无兴趣尝试辅食。

遇到不适即停止：给宝宝添加辅食的时候，如果宝宝出现过敏、腹泻或大便里有较多的黏液等状况，要立即停止给宝宝喂辅食，待恢复正常后再开始添加（过敏的食物不可再添加）。如出现拉肚子现象，需要停喂所有辅食，等到腹泻好了以后再按照循序渐进的原则重新开始。

不放调味品：辅食中不加盐，少放糖，不宜添加味精和人工色素等，以免增加宝宝肾脏的负担，损害肾功能。

保持愉快的进食氛围：选在宝宝心情愉快和清醒的时候喂辅食，当宝宝表示不愿吃时，不可采取强迫手段。

要有足够的耐心：第一次喂新的食物或固体食物时，宝宝可能会将食物吐出来，这是因为他还不会吞咽或不熟悉新食物的味道，并不表示他不喜欢，应多尝试几次。

辅食不可替代乳类：有的妈妈认为宝宝既然已经可以吃辅食了，就开始减少母乳或配方奶的量，这是错误的。这时宝宝仍应以母乳或配方奶为主食，辅食只能作为一种补充食品，否则会影响宝宝健康成长。

辅食添加时间及顺序

月龄	辅食种类
新生儿期	婴儿从出生开始，应当在医生指导下每天补充维生素D400~800国际单位。
4~6个月	可以开始加菜汁、果汁、米粉、蛋黄、果泥、菜泥等。
6~9个月	可加粥、饼干、肉泥、肝泥、鱼泥、全蛋、碎菜等。
9~12个月	可加烂饭、烂面条、豆腐、水果、饼干等。

每日乳类不少于800毫升。

4个月宝宝应如何添加辅食

主要食物		母乳或配方奶。
辅助食物		温开水、稀释果汁（橘子汁、番茄汁、山楂水）、菜汁、鱼肝油等。
餐次		每4小时1次。
喂养时间	上午	6:00喂母乳或配方奶； 8:00~9:00喂稀释蔬菜汁90毫升； 10:00喂母乳或配方奶； 12:00喂稀释的蔬菜汁90毫升。
	下午	14:00喂母乳或配方奶； 16:00喂鲜橙汁或番茄汁90毫升； 18:00喂母乳或配方奶。
	夜间	22:00喂母乳或配方奶； 凌晨2:00喂母乳或配方奶。

怎样让宝宝爱上辅食

吃习惯了妈妈乳汁的宝宝开始添加辅食时可能不习惯辅食的口味，有的宝宝会抗拒吃辅食或者吃得很少。妈妈可以通过一些方法让宝宝爱上吃辅食。

●喂辅食最好的时机是在给宝宝喝奶之前，当他肚子饿的时候，比较有兴趣接受新的食物；同时也需要把喂食时间固定，让他养成规律，时间到了，就知道该用汤匙、小碗吃辅食了。

●刚开始的喂食量不要太多。

●如果宝宝对某种食物不喜欢，可以先喂他吃其他种类的食物，等过段时间后再尝试。

●宝宝如果不爱吃某种辅食，妈妈也可以通过改变烹调的方式，用不同的口味来吸引他的兴趣。

●当宝宝愿意尝试新的食物时，妈妈还应给顺利吃下辅食的宝宝以适当的鼓励，慢慢地，他会越来越喜欢吃辅食。

4个月宝宝辅食食谱推荐

*1.*果汁

对于混合喂养和完全配方奶喂养的4个月的宝宝，可以添加果汁啦。但婴幼儿不宜喝市场上的合成饮料，要用专门的婴儿果汁，或自己鲜榨的果汁且需兑水稀释后才能饮用。

在不同的季节内选用新鲜、成熟、多汁的水果，如橘子、西瓜、梨等为宝宝制作果汁。制作果汁前要洗净自己的手，再将水果冲洗干净，去皮，把果肉切成小块放入干净的碗中，用勺子背挤压果汁，或用消过毒的干净纱布过滤果汁。

最好在喂奶后1小时再喂果汁，或在两次喂奶之间喂食。

2.米粉

对添加辅食的宝宝来说，米粉相当于我们成人吃的主食，它的主要营养成分是碳水化合物，是宝宝一天的主要能量来源。4个月时每日添加一顿辅食就够了，5个月后，可以在傍晚6点左右再加一顿米粉。米粉就当作一顿主食，喂完米粉后也是隔3~4小时再喂奶。第一次可以调得稀一点，放在奶瓶里让他吸，逐步加稠，两周后一定要过渡到用勺喂，而不能再用奶瓶了。

冲调米粉的水温在40℃左右，摸起来稍热，待米粉调好后温度则刚刚合适。

小贴士

每次喂食一种新食物后，必须密切观察宝宝皮肤、大便等情况。

皮肤：添加辅食后要注意观察宝宝的皮肤，看有无过敏反应，看宝宝是否出现皮肤红肿、湿疹，如果有应停止添加这种辅食。

大便：注意观察宝宝的大便。当婴儿进食新食物时，他的大便颜色改变是常见的，但是，如果出现呕吐、腹泻等消化不良反应，要暂缓添加，待症状消失后再从少量开始添加。宝宝不吃不要强迫，下次再喂也没问题。

3.先加米粉还是蛋黄

很多家长最初给宝宝添加辅食时都会选择先添加蛋黄，他们觉得蛋黄营养丰富，蛋白质、铁的含量都很高。

有专家指出，先添加蛋黄是一个误区。为了让宝宝吸收更好的营养，首先添加的第一类辅食应该是纯米粉，因为纯米粉引起婴儿过敏的可能性是最低的，而且相对于蛋黄更容易消化吸收。应该从米粉开始，然后是鸡蛋黄、菜泥等，给宝宝逐渐添加。

4.各种果汁菜汁的制作方法

番茄汁

食材：番茄半个

制作方法：将熟透的番茄在开水中烫2分钟，取出剥皮；将去皮的西红柿切碎；用干净的纱布把切碎的番茄包裹后挤出汁水，并用适量温开水稀释。也可用榨汁机。

| 小贴士 | TIPS |

西红柿的底部用小刀浅画十字后，再放入沸水中烫，这样皮易剥离。

胡萝卜汁

食材：胡萝卜半根

制作方法：胡萝卜洗净，切小块；放入小锅内，加适量水，大火烧开后改小火煮10分钟；过滤后将汁倒入小碗。

青菜汁

食材：青菜叶适量

制作方法：先将菜叶清洗干净，切碎，在小锅内加50毫升水煮沸，煮1分钟后关火；凉温后，过滤倒入小碗。

黄瓜汁

食材：黄瓜半根

制作方法：将黄瓜去皮后剁碎，用干净纱布包住碎黄瓜挤出汁来倒入小碗，也可用榨汁机。

苹果汁

食材：苹果半个

制作方法：将苹果削皮去核，用榨汁机榨出果汁，并用适量温开水稀释后即可让宝宝喝了。

草莓汁

食材：草莓3～4个

制作方法：将草莓洗净，切碎，放入小碗，用勺碾碎；过滤后将草莓汁用适量温开水稀释后即可让宝宝喝了。

|小贴士| TIPS

用榨汁机制成的汁会有一层浮沫，用小勺舀去，再加水稀释。

猕猴桃汁

食材：猕猴桃半个

制作方法：将熟透的猕猴桃剥皮，切碎，放入小碗，用勺碾碎；倒入干净纱布中，挤出汁，加水拌匀。

红枣汁

食材：红枣1～2枚

制作方法：干红枣泡入水中1小时，新鲜红枣只需洗净；捞出放入碗内，放入蒸锅内，水开后再蒸15～20分钟；将碗内红枣汁倒入小杯，加适量温开水稀释即成。

苹果胡萝卜汁

食材：胡萝卜1根，苹果半个

制作方法：将胡萝卜、苹果削皮洗净后切成丁，放入锅内加适量清水煮，约10分钟可煮烂。用清洁的纱布过滤取汁即可。

|小贴士| TIPS

胡萝卜中含有丰富的β-胡萝卜素，可促进上皮组织生长，增强视网膜的感光力，是婴儿必不可少的营养素。

番茄苹果汁

食材：新鲜番茄半个，苹果半个

制作方法：将番茄洗净，用开水烫后剥皮，用榨汁机或消毒纱布把汁挤出；苹果削皮蒸熟或直接榨汁，取1～2汤匙兑入番茄汁中；加适量温开水稀释即可。

小贴士 TIPS

新鲜番茄中富含维生素B_1、维生素B_2、烟酸。

白萝卜生梨汁

食材：小白萝卜1个，梨半个

制作方法：将白萝卜切成细丝，梨切成薄片；将白萝卜倒入锅内加清水烧开，用微火炖10分钟后，加入梨片再煮5分钟取汁即可食用。

小贴士 TIPS

白萝卜具有止咳润肺，帮助消化等保健作用。

5个月宝宝应如何添加辅食

宝宝长到5个月以后，开始对乳汁以外的食物感兴趣了，即使5个月以前完全采用母乳喂养的宝宝，到了这个时候也可能会开始想吃母乳以外的食物了。比如：宝宝看到成人吃饭时会伸手去抓或动嘴唇、流口水，这时就可以考虑给宝宝添加一些辅食了。

主要食物		母乳或配方奶。
辅助食物		白开水、维生素D，果汁、菜汁、菜汤、米粉（糊）、蛋黄泥、菜泥、果泥。
餐次		每4小时一次。
喂养时间	上午	6:00喂母乳或配方奶； 8:00喂蛋黄1/8个，温开水/水果汁/菜汁90毫升； 10:00喂母乳或配方奶； 12:00喂菜泥/水果泥30克，米汤30毫升～50毫升。
	下午	14:00喂母乳或配方奶； 16:00喂蛋黄1/8个，汤汁60毫升～90毫升； 18:00喂母乳或配方奶。
	夜间	20:00喂米粉30克，温开水/水果汁/菜汁30毫升～50毫升； 22:00喂母乳或配方奶。

备注：维生素D每天1次。

5个月宝宝辅食食谱推荐

苹果泥

食材：苹果1/4个

制作方法：苹果洗净去皮、去籽；用研磨器磨成泥状给小宝宝喂食。也可把苹果切开，用匙轻轻刮下泥状物即可。

小贴士	TIPS

苹果富含各种维生素、果胶及纤维素，其中的纤维素可以帮助宝宝纠正便秘；果胶能帮助止住轻度腹泻。因此，苹果泥具有通便、止泻的双重功效。

木瓜泥

食材：木瓜适量

制作方法：木瓜洗净，去皮、去籽；把果肉压成泥状就可以给小宝宝喂食了。

香蕉泥

食材：熟香蕉半根，1～2勺婴儿米粉，2勺母乳或者配方奶

制作方法：香蕉去皮，用汤匙刮取果泥，或用研磨器研成香蕉泥。把米粉和奶混合后倒入香蕉糊中搅拌即可。可根据宝宝的喜好调节稀稠。

蔬菜泥

食材：应季青菜2棵

制作方法：青菜洗净切碎，加少许水，在锅内焖烂，去渣留汁。

南瓜泥

食材：南瓜适量

制作方法：南瓜洗净去皮，蒸熟压碎即可。

红薯泥

食材：红薯1块

制作方法：把红薯蒸熟压成泥，取适量给宝宝吃。

蛋黄泥

食材：鸡蛋1个，水或母乳1勺

制作方法：将鸡蛋放入凉水中煮沸，中火再煮5～10分钟；剥壳，取出蛋黄；加入水或母乳，用勺调成泥状。

胡萝卜泥

食材：胡萝卜1/4根，母乳或配方奶2勺。

制作方法：将胡萝卜去皮后蒸熟；用勺或研磨器碾成细泥，再加奶拌匀即可。

苹果米糊

食材：苹果1个、米粉若干

制作方法：苹果洗干净去皮、去核，切块；将苹果蒸熟后研磨成泥；冲泡好米粉；将苹果泥、米粉搅拌均匀即可。

米汤

食材：大米适量

制作方法：将锅内水烧开后，放入淘洗干净的大米，煮开后再用文火煮成烂粥，取上层米汤即可食用。

米汤汤味香甜，含有丰富的蛋白质、脂肪、碳水化合物及钙、磷、铁，维生素C、B族维生素等。

婴儿吃鸡蛋"三不宜"

● 半岁前的婴幼儿不宜食用鸡蛋清。因为他们的消化系统发育尚不完善，肠壁的通透性较高，鸡蛋清中白蛋白分子较小，有时可通过肠壁而直接进入婴儿血液，使婴儿机体对异体蛋白分子产生过敏现象，发生湿疹、荨麻疹等病。

● 不宜吃煎炸鸡蛋。因为在煎鸡蛋和炸鸡蛋时，蛋被油包住，高温的油还可使部分蛋白焦煳，使赖氨酸及其他氨基酸受到破坏，失去营养价值，食用后还会在口腔和胃内不易和消化液接触，使消化受到影响。

● 发热病儿不宜吃鸡蛋。

宝宝5个月大能喝鲜榨果汁吗

果汁富含维生素C，既能补充水分，又能提高免疫力，丰富的维生素C还可以帮助铁的吸收，减少贫血的发生，建议经常给宝宝饮用。但专家建议在制作果汁时一定要挑选新鲜的水果并注意卫生，此外，应将果汁稀释后再给宝宝喝。

6个月宝宝饮食特点

　　6个月的宝宝仍以乳类为主，母乳每次可吃到200毫升，除了加些米粉外，还可多加些蛋黄。在大便正常的情况下，粥和菜泥都可以增加一点，可以用水果泥来代替果汁。已经长牙的婴儿，可以试吃一点儿饼干，锻炼咀嚼能力，促进牙齿和颌骨的发育。

6个月宝宝应如何添加辅食

主要食物		母乳或配方奶。
辅助食物		白开水、维生素D、水果汁、菜汁、菜汤、肉汤、米粉（糊）、蛋黄泥、菜泥、水果泥、鱼泥、肉泥、动物血。
餐次		每4小时一次。
喂养时间	上午	6:00喂母乳或配方奶； 8:00喂果汁或菜汁，加温开水80毫升； 10:00喂米粉20克，蛋黄1/4个； 12:00喂鱼泥或肉泥20克～50克，菜汁或果汁30毫升～60毫升。
	下午	14:00喂母乳或配方奶； 16:00喂菜泥或果泥30克～60克，米汤30毫升～60毫升； 18:00喂母乳或配方奶。
	夜间	20:00喂米粉20克，蛋黄1/4个； 22:00喂母乳或配方奶。

　　备注：维生素D每天一次。

6个月宝宝辅食食谱推荐

鱼泥

食材：鱼肉100克，料酒、姜片各适量。

制作方法：将鱼肉洗净后放在碗内加料酒、姜片，清蒸10～15分钟，冷却后去鱼皮、去骨，将留下的鱼肉用匙压成泥状即成为鱼泥。可将鱼泥加入稀粥中一起喂给孩子吃。

| 小贴士 | TIPS |

鱼肉中含有丰富的蛋白质、脂肪及钙、磷、锌等，并且易消化。

肉泥

食材：瘦肉100克，淀粉适量。

制作方法：将瘦肉洗净，去筋，切成小块后用刀剁碎或放在绞肉机中绞碎，加些淀粉拌匀，放在锅内蒸熟。可将肉泥加入稀粥中一起喂给孩子吃。

猪肝泥

食材：猪肝100克，香油适量。

制作方法：把猪肝洗净放在水中煮，除去血水后换水煮10分钟左右，把肝外皮剥去，用勺子研成泥状，再加适量香油搅匀，隔水旺火蒸约5分钟即可。还可以按此方法制作鸡肝泥、鸭肝泥。

| 小贴士 | TIPS |

动物肝脏含高蛋白质、磷和铁，有补血、促进脑发育的作用，可预防贫血、佝偻病、营养不良等疾病。

狝猴桃中维生素C的含量很高，相当于柑橘的5~10倍，同时还富含B族维生素，及钙、铁、磷、钾等矿物质。而且，对某些疾病还有防治作用。但制作时一定要注意把籽去除干净。小宝宝可能一开始并不一定会喜欢狝猴桃的味道，不过尝试着喂上几次小宝宝就会喜欢了。

狝猴桃泥

食材：狝猴桃1个。

制作方法：狝猴桃去皮，有籽的部分也去掉，把果肉压成泥状即可给小宝宝喂食了。

奶粥

食材：大米适量，配方奶粉3勺。

制作方法：将大米淘洗干净，用水泡1小时，放入锅中熬成粥；为宝宝盛出一碗粥，加入3勺奶粉，搅拌均匀即可。

蛋黄粥

食材：鸡蛋1个，大米适量。

制作方法：将大米淘洗干净，用水泡1小时，放入锅中慢熬成粥。将鸡蛋煮熟，取部分鸡蛋黄研成泥状，加入粥中混合均匀即可。

给6个月宝宝添加辅食的注意事项

要注意卫生，婴儿餐具要固定专用，除注意认真洗刷外，还要每日消毒。喂饭时，家长不要用嘴边吹边喂，更不要先在自己的嘴里咀嚼后再喂给婴儿。这种做法极不卫生，很容易把疾病传染给孩子。

喂辅食时，要锻炼孩子逐步适应使用餐具，为以后独立使用餐具做好准备。一般6个月的婴儿就可以自己拿勺往嘴里放，7个月就可以用杯子或碗喝水了。

7~9个月宝宝应如何添加辅食

7~9个月的宝宝可以吃的食物种类更多，可以由泥糊状过渡到半固体食物，稠粥、烂面条、碎菜末等都可以让宝宝尝试，此阶段的辅食可以让宝宝的营养更全面。

辅助食物		白开水、水果汁、菜汁、菜汤、肉汤、米粉（糊）、蒸全蛋、菜泥、水果泥、肉末、碎菜末、稠粥、烂面条、肝泥、肉泥、动物血、豆腐。
餐次		每4~5小时一次。
喂养时间	上午	6:00喂母乳或配方奶，面包一片； 8:00喂温开水或水果汁或菜汁120毫升； 10:00喂母乳或配方奶； 12:00喂肝末（或鱼末）粥1小碗。
	下午	14:00喂母乳或配方奶，馒头1小块； 16:00喂菜泥或果泥30克~60克，肉汤50毫升~100毫升； 18:00喂烂面条或软饭1小碗，碎菜末或豆腐或动物血30克。
	夜间	20:00喂温开水或水果汁或菜汁100毫升~120毫升； 22:00喂母乳或配方奶。

1. 主要食物：母乳或配方奶

这个阶段很多新妈妈的母乳量开始减少，所以，应多给孩子增加辅食，以满足小儿生长发育的需要。但是，这个阶段的宝宝仍应以母乳或配方奶为主。宝宝8个月时，肠胃已经发育得更完善，可适当多吃一些富含蛋白质的食物，如豆腐、鱼、瘦肉等。

2. 可以吃固体食物

这个阶段的宝宝大多数已经出了几颗牙，因此，可以吃一些固体食物了，比如烤面包片、馒头片、磨牙棒等。爸爸妈妈不用担心没有出牙的宝宝吃不了固体食物，宝宝会用他的小牙床来咀嚼食物的，并且，这些固体食物对宝宝出牙也是有帮助的。

3. 主食和菜要分开

可以让宝宝吃一口粥或者面条，然后吃一口菜，这样才会让宝宝尝出不同的食物有不同的味道，增加宝宝吃辅食的兴趣。

宝宝8个月以后，每日的奶摄入量不宜超过800毫升，如果奶量过多，会导致少吃辅食，反而减少了必要的营养成分。

7~9个月宝宝辅食食谱推荐

青菜肉粥

食材：大米50克，青菜20克，瘦肉（猪肉或鸡肉皆可）20克，高汤4杯。

制作方法：大米洗净，用水泡1~2小时，放入锅内，加高汤，熬煮半小时左右；将青菜洗干净，放入开水锅内煮软，切碎备用；将瘦肉洗净切成薄片，入锅用开水煮5分钟，取出切成肉末；将肉末和青菜加入煮好的粥中即可。

鸡肝胡萝卜粥

食材：鸡肝2个，胡萝卜10克，大米50克，高汤4杯。

制作方法：大米洗净，加入高汤，小火慢熬成粥；鸡肝及胡萝卜洗净后蒸熟，捣成泥，加入粥内，稍煮片刻即可。

鸡蛋羹

食材：鸡蛋1个，香油适量。

制作方法：鸡蛋打入碗中搅散，加1小杯温开水及适量香油搅拌均匀，放锅里蒸8分钟即可。以鸡蛋刚好凝固又很嫩最适度，蒸的时间过长，会出现蜂窝孔状，这样的蛋羹质硬，不好消化。

鱼菜蛋羹

食材：鱼肉50克，鸡蛋1个，菠菜3棵。

制作方法：鱼肉洗净，剔除骨刺剁成泥，菠菜择洗干净，用开水焯一下后切成碎末置于鱼碗中，鸡蛋打入碗中加温开水搅匀，倒入鱼碗中搅匀，隔水蒸约10分钟。

肉蛋豆腐粥

食材：猪肉20克，鸡蛋1个，豆腐20克，大米30克。

制作方法：肉洗净剁成泥，鸡蛋搅打均匀，豆腐洗净压碎；大米洗净加适量水煮至八成熟，下肉泥煮至肉熟，将豆腐和蛋液倒入锅中，大火煮至蛋熟即可。

豆腐蛋黄粥

食材：豆腐1小块，蛋黄1/2个，粥半碗。

制作方法：豆腐压成碎泥状，鸡蛋煮熟后取出1/2个蛋黄压成泥状；粥放入锅中，加入豆腐泥，煮开后撒下蛋黄泥，用勺搅匀，待粥再开即可熄火。

红薯粥

食材：大米1大匙，红薯1/2大匙。

制作方法：大米和红薯放入锅内加水煮，煮沸，转小火，再煮25～30分钟，粥烂即可。

青菜面

食材：龙须面1小把，高汤1杯，青菜叶2片，香油1滴。

制作方法：龙须面掰碎（越碎越好），青菜叶洗干净切碎；锅内放入高汤煮开，下入面条；中火将面条煮烂，加入青菜末，开锅后即可关火，盖锅盖焖5分钟，加入1滴香油调味。

杂谷营养粥

食材：玉米粉、红豆、碎面包各适量。

制作方法：红豆煮烂，放入玉米粉调成糊状，加碎面包煮软即可。

草莓麦片粥

食材：麦片50克，草莓2个。

制作方法：将水放入锅内烧开，下入麦片煮2～3分钟；把草莓用勺子背研碎，放入麦片锅内，边煮边搅拌，稍煮片刻即成。

| 小贴士 |　　　　　　　　　　　　　　　　　　TIPS

此粥色美软烂、稀稠适度，含有丰富的蛋白质、碳水化合物、钙、磷、铁及维生素等多种营养素。

菠菜面

食材：番茄一个或半个，菠菜3棵，豆腐一小块，排骨汤半碗，细面条一小把，葱花、植物油各适量。

制作方法：将番茄用开水烫一下，去掉皮，切成碎块，备用；菠菜洗净，用水焯后切碎，备用；豆腐切碎，备用；将锅内放入少许植物油，用切碎的葱花炝锅，倒入排骨汤，烧沸。将番茄和菠菜倒入锅内，开锅后煮一会儿加入细面条，面条煮软即可出锅。

番茄鸡蛋粥

食材：番茄半个，鸡蛋1个，粳米粥半碗。

制作方法：用番茄炒鸡蛋，然后放入熬好的米粥搅拌均匀即可。

番茄鱼泥

食材：新鲜鱼（一般选用鱼刺少的海鱼）约30克，鱼汤2勺，淀粉、番茄酱各少许。

制作方法：鱼洗干净，放入热水中煮熟，捞出，去骨刺和鱼皮，然后放入小碗内，用小勺背研碎；把研碎的鱼肉和鱼汤一起放入锅内煮，淀粉加水，并加入少许番茄酱调匀，倒入锅中搅拌，煮至黏稠状停火，即可食用。

| 小贴士 | TIPS

补脑益智，和胃健脾。婴儿常食此鱼泥，能促进脑的发育，提高智力。

肝末鸡蛋羹

食材：猪肝25克，鸡蛋1个。

制作方法：将猪肝煮熟切末，放入打散的鸡蛋中，加少量温水搅匀，蒸成蛋羹。

番茄鱼糊

食材：净鱼肉100克，番茄20克，鸡汤200毫升。

制作方法：将净鱼肉煮熟后切成碎末；番茄用开水烫后剥去皮，切成碎末；锅内放入鸡汤，加入鱼肉末、番茄末，煮沸后用小火煮成糊状即成。

黑芝麻糊

食材：黑芝麻500克，糯米500克，白糖少许。

制作方法：将黑芝麻、糯米研成粉末；将粉末炒熟并搅拌均匀；加上少量白糖，用开水冲开即可。

瘦肉萝卜粥

食材：白萝卜、瘦肉、粳米各适量。

制作方法：瘦肉、白萝卜熬成汤后放入粳米煮成粥即可。

10～12个月宝宝应如何添加辅食

　　10～12个月宝宝可以添加碎块状、丁块状、指状食物。每日摄入碎菜50克～100克，水果50克；可以添加动物肝脏，动物血、鱼虾、鸡鸭肉、红肉（猪肉、牛肉、羊肉等），每日25克～50克；1个鸡蛋；软饭或面食每日50克～75克；部分母乳或配方奶，每日600毫升～800毫升。每日2～3餐。

主要食物	母乳或配方奶。
辅助食物	白开水、碎菜、水果、米粉、动物肝脏、动物血、鱼虾、肉类、全蛋、软饭、面食、小点心等。
餐次	母乳或配方奶3次，辅食3次。

喂养时间	上午	6:00喂母乳或配方奶200毫升； 8:00喂加铁米粉、蛋羹（可加肉末、虾菜末）； 11:00~12:00喂母乳或配方奶。
	下午	14:00喂水果； 16:00喂母乳或配方奶； 18:00喂软饭一小碗，或者1碗面条（放菜、肉末）。
	夜间	喂母乳或配方奶。

备注：维生素D每天一次。

10~12个月宝宝辅食食谱推荐

鲜肉小馄饨

食材：猪肉末、馄饨皮、菜汤各适量。

制作方法：馄饨皮包入少量肉末，菜汤煮开下馄饨煮熟即可。

菠菜三文鱼粥

食材：嫩菠菜叶、三文鱼、白米粥各适量。

制作方法：嫩菠菜叶洗净焯水，剁碎待用；三文鱼蒸熟后碾碎；将菠菜叶碎末跟三文鱼碎末、白米粥混在一起即可。

小贴士	TIPS

三文鱼具有很高的营养价值，享有"水中珍品"的美誉。

鸡肉粥

食材：大米50克，鸡肉末30克，植物油适量。

制作方法：将大米淘洗干净，浸泡2小时左右，用旺火煮开，转文火熬至黏稠；将炒锅置于火上，放入植物油，把鸡肉末炒散，倒入米粥锅内，再用文火煮几分钟即可。

鸡蛋菠菜虾肉面

食材：挂面50克，动物肝脏10克，虾肉10克，鸡蛋1个，菠菜10克，鸡汤适量。

制作方法：将动物肝脏、虾肉分别洗净切碎成末，菠菜洗净用水焯一下切碎；将挂面折成小段，放入锅内，加鸡汤一起煮，煮至八九成熟时放入肝末、虾肉末、菠菜末，煮开后将调好的1/4蛋液甩入锅内，煮熟即成。

鸡蛋饼

食材：标准粉50克，细玉米面或小米面少许，鸡蛋1个，植物油适量。

制作方法：面粉放在一个大碗内，加入调好的鸡蛋液，以适量水调成均匀的稀糊，注意不要有面疙瘩；在平底锅内擦一点儿油，待锅热后倒入面糊（面糊多少依饼的大小而定），摊成薄饼。

蒸鱼

食材：鱼、蛋清、葱、姜各适量。

制作方法：将鱼收拾干净后自中间剖成两半，取一半的胸腹部，放入盛蛋清的碗内，使其表面涂上一层蛋清，表面放几片葱、姜；将鱼放入蒸锅内大火蒸15分钟，蒸熟后将鱼刺去除、鱼肉研碎即可给宝宝食用。

梨水燕麦片粥

食材：梨1个，燕麦片适量。

制作方法：梨洗净削皮；切成小丁，放水中煮；10分钟左右后加入燕麦片，再煮20分钟至燕麦片软烂即可。

南瓜粥

食材：米饭（蒸）20克，南瓜30克。

制作方法：将白米饭与清水混合放入锅中煮成黏稠状的粥；南瓜去皮，切成小方块，放入锅中用水熬煮至软，捣成泥状；将南瓜泥放在煮好的粥上，搅拌均匀即可。

南瓜能健胃整肠、帮助消化，还可增强机体对疾病的免疫能力。南瓜中含有丰富的膳食纤维，是缓解便秘的优良食品。

蛋花丝瓜汤

食材：丝瓜480克，鸡蛋200克，大豆油40克，大葱5克。

制作方法：将丝瓜刮去外皮，切成菱形块；鸡蛋打散搅匀；将豆油倒入炒锅内，烧至四成热，倒入蛋液，摊成鸡蛋饼，并用小火将两面煎成金黄色，然后盛出切成小块备用；炒锅放在火上，锅内放入豆油烧热，放入葱末炸出香味，加入丝瓜炒至发软，加水烧沸约5分钟后放入蛋块，再用旺火烧3分钟，见汤汁变白时装入汤盆内即成。

1~2岁宝宝应如何添加辅食

主要食物	粥、面食（面条、面片、包子、饺子、馄饨等）、软饭。		
辅助食物	母乳/配方奶、白开水、水果汁、菜汁、菜汤、肉汤、米粉（糊）、磨牙食品、菜泥、水果、肉末、碎菜末、肝泥、动物血、豆制品、蒸全蛋、小点心（自制蛋糕等）。		
餐次	母乳或配方奶2次，辅食3次。		
喂养时间	上午	6:00喂母乳或配方奶，菜泥或面包30克； 8:00喂磨牙食品/小点心若干，菜汤/肉汤100毫升~120毫升，水果1~3片； 10:00喂粥1小碗（加肉松、菜泥、菜末等），鸡蛋1/2~1个，饼干2块/馒头1小块； 12:00喂碎肉末/碎菜末/豆腐/动物血/肝30克~60克，温开水/水果汁/菜汁/100毫升~120毫升。	
	下午	14:00喂软饭1小碗，碎肉末/碎菜末/豆腐/动物血/肝30克~60克，鸡蛋半个； 16:00喂磨牙食品/小点心若干，水果1~3片，温开水/水果汁/菜汁100毫升~200毫升； 18:00喂面条/面片1小碗/小饺子3~5个/小馄饨5~7个，豆腐/动物血/肝末/肉末/碎菜末30克~50克，肉汤50毫升~100毫升。	
	夜间	20:00喂馒头/蛋糕/面包1小块，磨牙食品若干，温开水/水果汁/菜汁100毫升~120毫升； 22:00喂母乳或配方奶。	

1~2岁宝宝辅食食谱推荐

虾泥

食材：虾仁2个，料酒、淀粉各适量。

制作方法：虾去壳剥出虾仁，将虾仁洗净；把虾仁剁碎，然后加料酒、淀粉，拌匀后蒸熟即可。

海鲜粥

食材：大米50克，鲜虾仁20克，芹菜末少许，高汤4杯，盐少许。

制作方法：大米加入高汤，小火慢熬成粥状；将虾仁蒸熟，切成小粒，放入粥内，加入少许盐，熬5分钟，再加芹菜末煮2分钟即可。

清蒸肝糊

食材：猪肝125克，鸡蛋半个，葱花、香油、盐各适量。

制作方法：将猪肝去掉筋膜，切成小片，和葱花一起炒熟，盛出剁成细末；将猪肝末放入碗内，加入鸡蛋液、清水、盐、香油搅匀，上屉用旺火蒸熟即成。

小贴士 | TIPS

此菜能给幼儿提供大量的维生素A、铁、蛋白质等营养素，具有养肝明目、益智安神、益腑补脏、清热解毒的作用。

西红柿鱼糊

食材：净鱼肉100克，西红柿70克，鸡汤200克，盐少许。

制作方法：将净鱼肉放入开水锅内煮熟后除去骨刺和皮；西红柿用开水烫

一下，剥去皮，切成碎末；将鸡汤倒入锅内，加入鱼肉同煮，稍煮后加入西红柿末、盐，用小火煮成糊状即成。

煎菜饼

食材：卷心菜叶几片，鸡蛋1个，面粉100克，调味水70毫升（酱油+水+盐+鸡精），玉米粒、葱花各适量。

制作方法：卷心菜叶切丝，鸡蛋打散，倒入调味水、面粉搅拌均匀；把切好的葱花、玉米粒倒入面糊中，用小勺搅拌均匀；平底锅烧热，放油，把搅拌好的面糊倒入，均匀铺开，用木铲翻一面继续煎一会儿即可。煎熟后，挤上色拉酱和甜面酱，趁热吃。

1~2岁宝宝饮食的注意事项

1.别把鱼肝油错当成鱼油

1~2岁的宝宝正处于智力的快速发育时期，有些家长会给宝宝添加鱼油，其实宝宝1岁以后可摄入各种自然食物，只要让宝宝经常吃些深海鱼（如马哈鱼、三文鱼等），自然就不会缺少益智因子的。另外，有些家长错把鱼肝油当成鱼油添加，这是不对的，一旦摄入过多还将危害身体健康。

2. 吃水果注意事项

宝宝1岁后很多水果都可以吃了，但也要注意必须洗净、去皮。如果给宝宝喂食葡萄、樱桃等又小又圆的水果要小心。又小又圆的水果易使宝宝发生呛噎。为了避免宝宝吃水果后出现皮肤瘙痒等过敏现象，有些水果在喂前可煮一煮，如菠萝、杧果等。此外，水果含糖比较多，会影响宝宝对奶及其他食物的摄入量，所以最好在喂完奶或吃饭后再给宝宝喂水果。

3. 动物肝脏不宜多吃

虽说动物肝脏含有丰富的维生素A，维生素A是宝宝生长发育不可缺少且又容易缺乏的营养素，但动物肝脏并非摄入越多越好，过量摄入也会影响宝宝的健康。

4. 鸡蛋不宜吃得太多

有些父母为了让宝宝身体长得更健壮些，几乎每餐都给宝宝吃鸡蛋，这很不科学。过多摄入鸡蛋，会增加宝宝胃肠道的负担，重者还会引起宝宝消化不良性、腹泻等。

5. 注意培养良好的进食习惯

这个阶段的宝宝刚刚学会走路，对走路有着浓厚的兴趣，他对于玩的兴致也很高，喜欢在吃饭时边吃边玩。这时，如果家长总是追在宝宝后面喂饭，宝宝会逐渐把躲避家长的追和撵当成一种娱乐，就更没有心思吃饭了。因此应该培养宝宝良好的进食习惯。首先让宝宝在固定的时间、固定的地点吃饭，甚至所坐的桌椅、餐具也要固定。吃饭时不要让宝宝一边吃一边玩，更不能养成宝宝前面跑，大人后面追着喂的坏毛病。另外在吃饭时，还应将那些可能会转移宝宝注意力的东西或玩具移开，使他专心致志地吃饭。

6. 培养宝宝有规律的生活习惯

什么时候吃饭，什么时候睡觉，宝宝自己心里有数了，到时候不必大人提醒，宝宝也知道该做什么了。良好的生活习惯一方面能够保证宝宝的身心健康，另一方面也能培养宝宝的自我控制能力。

7. 什么时候开始让宝宝喝鲜牛奶

在1岁以内，都要坚持给宝宝喂母乳或配方奶粉。宝宝1岁以后，就可以开始给他用学饮杯喝牛奶了。为什么要等到1岁以后再让宝宝喝牛奶？鲜牛奶中含有较多的大分子蛋白和磷，而铁含量不足，不适合1岁之前的宝宝饮用。配方奶粉所含的营养成分比较适合宝宝，是1岁以内宝宝唯一可以替代母乳的食物。在母乳喂养6个月之后，就需要通过辅食给宝宝补铁了。

8. 每天给宝宝喝多少牛奶

宝宝需要每天最少喝350毫升全脂牛奶。如果他不愿意喝奶，可以尝试给他酸奶、奶酪、罐装沙丁鱼、豆腐等富含钙质的食物。但是也要注意，不能让宝宝喝太多牛奶，以免他没有胃口再吃其他有营养的饭菜了。

9. 为什么要给宝宝喝全脂奶

全脂牛奶对宝宝很重要，因为牛奶中的脂肪可以为宝宝提供能量。另外，牛奶的脂肪中还含有脂溶性维生素A和维生素D，所以如果撇去了奶中的脂肪，维生素也就减少了。至少在2岁之前，妈妈都应该给宝宝喝全脂牛奶。

10. 牛奶要24小时内喝完

鲜奶一定要放到冰箱保存。给宝宝饮用的牛奶，放置不要超过24小时。冲泡的配方奶在室温中放置超过1小时也不要再给宝宝喝了。

2~3岁宝宝如何添加辅食

2~3岁的宝宝，基本上可与成人吃一样的食物了，对饮食的限制也较少。根据地区食物的不同，可增添各种花样的食物。

由于宝宝的消化吸收能力发育已基本完善，乳牙也基本长齐，此时粗粮也应正式进入宝宝的餐谱。因粗粮中含有丰富的营养物质，如B族维生素、膳食纤维、不同种类的氨基酸、铁、钙、镁、磷等，所以能满足宝宝的营养需求。偶尔吃粗粮、杂粮，比如玉米粥、山芋粥、黑米、小米，以及各种豆类、坚果都是不错的选择。

2~3岁宝宝辅食食谱推荐

清蒸肝糊

食材：猪肝、香葱末、鸡蛋、香油、盐各适量。

制作方法：将猪肝去掉筋膜，切成小片，和葱末一起炒熟，盛出剁成细末；将猪肝末放入碗内，加入鸡蛋液、清水、盐、香油搅匀，上屉用旺火蒸熟即成。

| 小贴士 |　　　　　　　　　　　　　　　　　　　**TIPS**

此菜能够为幼儿提供大量的维生素A、铁、蛋白质等营养素，具有养肝明目、益智安神、益腑补脏、清热解毒的作用。

酸奶杂果沙拉

食材：酸奶100克，西瓜250克，猕猴桃1个。

制作方法：将西瓜去皮、去籽，猕猴桃去皮；将西瓜、猕猴桃分别挖成小球状（或切成小丁），装在碗中，淋上酸奶，拌匀即可。

| 小贴士 |　　　　　　　　　　　　　　　　　　　**TIPS**

在干燥的秋季多吃水果能补充更多的水分。这份美味的水果沙拉，妈妈不但不用担心孩子不爱吃，还可以给自己也做一份呢！

萝卜番茄汤

食材：胡萝卜、番茄、鸡蛋、姜丝、葱花、花生油、盐、白糖各适量。

制作方法：胡萝卜、番茄去皮切厚片；热锅下油，倒入姜丝煸炒几下后放入胡萝卜翻炒几次，注入清汤，中火烧开；待胡萝卜熟时下入番茄，调入盐、白糖，把鸡蛋打散倒入，撒上葱花即可。

番茄有清热解毒的作用，所含胡萝卜素及矿物质是补锌的佳品。

肉末茄泥

食材：圆茄子1/3个，精肉末1勺，湿淀粉少许，蒜1/4瓣，盐、麻油各少许。

制作方法：蒜剁碎，加入精肉末中，精肉末用湿淀粉和盐搅拌均匀，腌20分钟；圆茄子横切1/3，取带皮部分较多的那半，茄肉部分朝上放入碗内，将腌好的精肉末置于茄肉上，上锅蒸至软烂；取出，淋上少许麻油，拌匀即可。

> **| 小贴士 |** TIPS
>
> 利于小儿补充钙质。

猪骨胡萝卜泥

食材：胡萝卜1小段，猪骨适量，醋2滴。

制作方法：猪骨洗净，与胡萝卜同煮，并滴2滴醋进去；待汤汁浓厚、胡萝卜软烂时捞出猪骨和杂质，用勺子将胡萝卜碾碎即可。

> **| 小贴士 |** TIPS
>
> 猪骨中的脂肪可促进胡萝卜素的吸收。

鸡汁土豆泥

食材：土鸡1只，土豆1/4个，姜、盐各适量。

制作方法：将土鸡洗净斩块，入沸水中焯一下，慢火熬汤，取部分汤汁冷冻；土豆洗净去皮上锅蒸熟，取出研成泥；取鸡汤2勺，加入少许盐，稍煮，浇到土豆泥中即可。

四色炒蛋

食材：鸡蛋、青椒、黑木耳、葱、姜、植物油、盐、水淀粉各适量。

制作方法：将鸡蛋的蛋清和蛋黄分别打在两个碗内，并分别加入少许盐搅打均匀；青椒和木耳分别切菱形块；油入锅烧热，分别煸炒蛋清和蛋黄，盛出；另起油锅，放入葱、姜爆香，投入青椒和黑木耳，炒到快熟时，加入少许盐，再倒入炒好的蛋清和蛋黄，水淀粉勾芡，即可。

猪肝泥粥

食材：猪肝100克，大米50克，高汤4杯，盐、料酒、植物油各适量。

制作方法：大米加入高汤，小火慢熬成粥状；取猪肝少许切片，加少许盐和料酒腌渍片刻；锅烧热后倒入植物油，将猪肝炒熟；猪肝放入搅拌机中打成泥状，拌入粥中，继续煮5分钟即可。

鱼粥

食材：大米50克，鲈鱼（或其他多肉少刺的鱼）一条，高汤4杯、盐适量。

制作方法：大米加入高汤，小火慢熬成粥状；鱼整条蒸熟去骨，挑出适量鱼肉切碎，拌入粥中，加入少许盐，熬5分钟即可。

香韭蛋粥

食材：韭菜10克，大米50克，高汤4杯。

制作方法：大米加入高汤，小火慢熬，米粥熬至九成熟；将韭菜切成小段，将鸡蛋打散、炒熟、弄碎，然后将韭菜和炒蛋一起加入米粥中，继续煮至粥烂熟即可。

鸡肝胡萝卜粥

食材：鸡肝2个，胡萝卜10克，大米50克，高汤4杯，盐少许。

制作方法：大米加入高汤，小火慢熬成粥；鸡肝及胡萝卜洗净后，蒸熟捣成泥，加入粥内，加盐少许，煮熟即可。

香香炒米饭

食材：米饭50克，土豆10克，黄瓜10克，黑木耳5克，鸡肉10克，植物油、葱花、黄酒、盐各少许。

制作方法：将鸡肉、土豆、黄瓜切成丁；黑木耳用水发后略用刀切几下；把炒锅置于炉火上，加入少许油，待油烧热后先放入鸡丁煸炒片刻，再加入少许汤水；烧开后略微焖烧一会儿，等鸡丁熟烂后放入土豆丁和黑木耳，稍煮片刻取出待用；另起锅，放入少许油烧热，放入米饭、葱花煸炒几下，放入黄瓜丁及其他原料，加入少许黄酒、盐一起煸炒至入味即成。

| 小贴士 | TIPS |

米饭是2岁以上宝宝的主食，如果宝宝不爱吃，可在里面加一些别的东西，就会引起宝宝的兴趣。

辅食制作必备工具

● 菜板：为宝宝制作辅食的必备工具。最好为宝宝准备一个专用菜板。使用要点：一定要经常消毒，最好每次用之前先用开水烫一遍。

● 刀具：包括菜刀、刨丝器等。最好别跟大人混用。使用要点：切生熟食物的刀一定要分开，每次使用后都要彻底清洗并晾干。

● 蒸锅：用来为宝宝蒸食物，像蒸蛋羹、鱼泥、肉泥、肝泥等都可以用到。使用要点：可以使用小号的蒸锅，既节能又方便。

●汤锅：用来为宝宝煮汤，也可以用来烫熟食物。使用要点：可以使用小号的汤锅，既节能又方便。

●研磨器：用来将食物磨碎。制作泥糊状食物的时候少不了它。使用要点：一定要清洗彻底，使用前最好用开水烫一遍。

●榨汁机：用来为宝宝制作果汁和菜汁。最好选过滤网特别细、可以分离部件清洗的。使用要点：一定要清洗彻底，使用前最好用开水烫一遍。

●过滤器：用来过滤食物渣滓，给宝宝制作果菜汁的时候特别有用。网眼很细的不锈钢滤网或消过毒的纱布都可以。使用要点：使用前用开水烫一遍，使用后要清洗干净并晾干。

●削皮器：可以很方便、省力地削去水果的表皮，居家必备的小巧工具，便宜又好用。使用要点：建议妈妈给宝宝专门准备一个，与平时家用的区分开，以保证卫生。

●搅拌器：用来搅拌泥糊状食物。如果不想用市场上出售的电动搅拌器，可以用筷子代替。使用要点：注意清洁，使用前先用开水烫一遍。

●计量器：用来计算辅食的量。可以用一个事先量好重量和容积的小碗充当。使用要点：注意清洁，使用前先用开水烫一遍。

Q：周老师，我的乳房很大，但奶水却不多，这是怎么回事？

A：乳房是由脂肪和腺体组织组成，只有腺体组织有泌乳的作用，与乳房的大小没有直接关系。乳房发育得再好，但乳汁分泌功能的腺体很少，乳汁自然不会很多。相反，乳房体积虽小，但腺体组织很多，就能分泌出足够的乳汁。

Q：周老师，您好！我现在两个乳房的产奶量相差很多，左边奶水多，右边奶水少，宝宝就不喜欢吃右边，怎么办？

A：这种情况应该早点纠正，刚发现两侧乳房产奶量不均的时候就应该让宝宝多吃产奶少的那一侧，不过也不排除两侧的乳腺不一样多。

不管怎样，每次喂奶时应尽量让孩子先吃乳汁少的那一侧，让孩子多吸吮、多刺激，乳汁会多起来的。

Q：周老师，我产后十天，腋窝里有个疙瘩，这个疙瘩生孩子以前就有了，只是没有现在这么明显，请问能揉吗？

A：你腋窝里的疙瘩可能是副乳。副乳的乳腺管和乳房是连通的，乳房的乳汁淤积，副乳就会胀痛。可先按摩乳房，乳房的乳腺管通了，副乳也就不疼了。如果乳腺通了之后副乳还没下去，可揉副乳。如果按摩效果不明显，建议去医院就医。

Q：周老师，我家宝宝现在18天了，本来奶水够吃，现在突然感觉不够吃了，原来3小时吃一次，现在不到两小时就要吃，而且感觉他总是吃不饱，这是怎么回事啊？

A：你说的这种情况有可能是宝宝到了快速生长期，一般孩子在出生后20天左右会有一个快速生长期，在这个阶段的宝宝因身体生长比较快，奶量也是猛增，比如他本来100毫升奶量就够了，这个阶段他可能会一下增加到130毫升或150毫升，每天增加几十毫升的量。所以说，你的奶水一下子跟不上宝宝的食量也是正常的。

现在你要做的是不要着急，放松心情，尽量让宝宝多吸吮，多喝一些汤水，尽量和宝宝保持同步休息，以保证充足的睡眠，晚上睡觉前再做做点穴催乳按摩，乳汁一定会越来越多的。

Q：周老师，您好！我家宝宝已经快满月了，奶水足够吃，但宝宝却比较瘦，体重增长的也很少，这是怎么回事呢？

A：乳汁分为前奶和后奶，两者所含营养成分是不同的。

奶水的前半部分蛋白质的含量比较高，而后半部分脂肪的含量比较高，脂肪也是保证婴儿体重良好增长的重要营养素，所以说，宝宝如果只吃到前奶的话，就会比较瘦弱。

你可能给宝宝喂奶时给宝宝吃的前奶比较多。建议喂奶时让宝宝吃空一侧再换另一侧，这样既吃到前奶又吃到后奶，宝宝才能获得全面的营养。

Q： 点穴催乳一次，乳汁就能增多吗?

A： 根据情况，做点穴催乳一般一次就有效果，但是不会一下子就变得特别多，会一次比一次增多。同时也要喝一些催乳的药膳汤，让宝宝频繁地吸吮乳房，保持充足的睡眠、良好的心情，奶水就会越来越多。

Q： 周老师，请问乳头皲裂怎么办?

A： 乳头皲裂的主要原因是宝宝吸吮乳头姿势不正确，没把大部分乳晕含入口中。你可以买个乳头皲裂膏，也叫羊毛脂，孩子吃奶前后抹一点，可缓解疼痛。如果乳房皲裂比较严重或疼痛得厉害就买个乳头保护器，也叫乳盾，喂奶时套在乳头上。也可用吸奶器吸出来用奶瓶喂。如没有以上辅助工具，就将乳汁挤出来，等伤口好了再喂孩子。

喂奶时先喂受伤轻的一侧，再喂另一侧，要控制每次喂奶的时间，最好不超过20分钟。喂奶后要等宝宝放松乳头再抽出。然后挤出几滴乳汁涂在乳头上，暂时暴露，让乳汁自然干燥，如果能靠近窗户让阳光照射一下更好。因为乳汁具有抑菌作用，还有修复表皮的功效，涂抹乳汁也有利于乳头皮肤的愈合。

Q： 揉奶后奶水呈粉红色是怎么回事?

A： 这种情况一般都是因为揉奶用力过度而导致乳管损伤、乳腺管破裂、乳腺发炎等造成的。建议去医院外科做一下检查。

Q： 周老师，我家宝宝只认奶嘴，不认妈妈乳头怎么办?

A： 这是乳头混淆，也叫乳头错觉。是新生儿在吸吮妈妈乳头之前吸吮了奶嘴，或者在喂养过程中频繁使用奶嘴，而导致宝宝不会吸吮或不愿吸吮母乳的现象。

因为吸吮母乳和奶瓶不同。奶嘴底部比较窄，宝宝吸吮的时候不必把嘴张得很大，轻轻一吸就能吃到奶。但妈妈的乳头底部比较宽，需要宝宝用舌头和下颚配合挤压乳晕才能吃到奶，更费力一点。所以，宝宝吃习惯了奶嘴，自然不愿再更费力地吸吮妈妈乳头了。

你现在要做的就是尽量不要再用奶瓶喂宝宝了，如果你奶水充足，可在每次喂奶时往宝宝嘴里挤出一些乳汁，宝宝饿急了的时候自然就吸了。如果奶水不足，要加一些配方奶，但不要用奶瓶喂宝宝。你可以到医院或药店买一个针管，就是咱们打针用的那种，取下上面的软管，把软管的一头放在配方奶里，一头放在乳头处，在宝宝吸吮你的乳头时把软管从宝宝的嘴角放入他的口中，让他在吸吮你乳头的同时吸到软管里的配方奶，让他感觉是从你乳头吸出的奶水，这样连续几次，一般宝宝就不会不吸妈妈乳头了。

Q： 休了几个月产假，眼看就要回单位上班了，我想把头发整理一下，请问哺乳期能烫头发或染头发吗？

A： 哺乳期烫发对妈妈和宝宝的健康都有影响，虽然烫发剂和染发剂是涂在妈妈的头发上，但使用的烫发剂、染发剂里的各种化学成分可能会经头皮吸收后进入母体内，再通过血液循环进入母乳，被宝宝吸收，对宝宝健康造成影响。即使烫发剂在母乳中的浓度不高，但由于宝宝肝肾功能还没发育完善，解毒能力比较差，这些毒素对宝宝的身体健康十分不利。所以，我不赞成妈妈哺乳期去做头发。